எலுமிச்சம் பழம்-2

I0472619

வி.எஸ்.ரோமா

Copyright © V. S. Roma
All Rights Reserved.

This book has been self-published with all reasonable efforts taken to make the material error-free by the author. No part of this book shall be used, reproduced in any manner whatsoever without written permission from the author, except in the case of brief quotations embodied in critical articles and reviews.

The Author of this book is solely responsible and liable for its content including but not limited to the views, representations, descriptions, statements, information, opinions and references ["Content"]. The Content of this book shall not constitute or be construed or deemed to reflect the opinion or expression of the Publisher or Editor. Neither the Publisher nor Editor endorse or approve the Content of this book or guarantee the reliability, accuracy or completeness of the Content published herein and do not make any representations or warranties of any kind, express or implied, including but not limited to the implied warranties of merchantability, fitness for a particular purpose. The Publisher and Editor shall not be liable whatsoever for any errors, omissions, whether such errors or omissions result from negligence, accident, or any other cause or claims for loss or damages of any kind, including without limitation, indirect or consequential loss or damage arising out of use, inability to use, or about the reliability, accuracy or sufficiency of the information contained in this book.

Made with ♥ on the Notion Press Platform
www.notionpress.com

பொருளடக்கம்

1. வாழ்க்கை நலன்களும் லெமன் சிட்டி புளியங்குடியும்   1

1

வாழ்க்கை நலன்களும் லெமன் சிட்டி புளியங்குடியும்

1. லெமன் சிட்டி புளியங்குடி

தமிழ்நாட்டில் கோடை வெயில் சுட்டெரித்து வரும் நிலையில், 'அடிக்கிற வெயிலுக்கு சில்லுனு ஒரு சர்பத்' அருந்தி தாகத்தைத் தணித்துக் கொள்ளுவதற்கு யாருக்கு தான் பிடிக்காது. அந்த சர்பத்தின் ருசியை கூட்டும் முக்கியப் பொருட்களில் ஒன்று எலுமிச்சை பழம். சர்பத்தில் இருந்து சமையலறை வரையிலும், கிருமிநாசினியிலிருந்து பூஜை வரை என அனைத்து நிகழ்வுகளிலும் முக்கிய அங்கம் வகிக்கிறது எலுமிச்சை.

இது போன்று பல்வேறு சிறப்புகளைப் பெற்ற எலுமிச்சை பழம் தமிழ்நாட்டில் அதிக அளவில் விளையும் பகுதியாக தென்காசி மாவட்டம் புளியங்குடி உள்ளது. இதன் தனித்து-

வத்தைப் போற்றி மத்திய அரசு புவிசார் குறியீடு கொடுத்துள்ளது. அப்படிப்பட்ட "லெமன் சிட்டி" புளியங்குடி எலுமிச்சை பழத்தின் விசேஷம் என்னவென்று பலருக்கும் கேள்வி எழலாம்.

மேற்குத் தொடர்ச்சி மலையின் அடிவாரத்தில் அமைந்துள்ள இயற்கை எழில் சூழ்ந்த மாவட்டம் தென்காசி. ரம்மியமான இயற்கை சூழலுக்கு இடையே அமைந்துள்ள ஊர் புளியங்குடி. ராஜபாளையத்தில் இருந்து கேரளா செல்லும் வழியில் அமைந்துள்ள புளியங்குடி மற்றும் அதன் சுற்று வட்டாரத்தைச் சேர்ந்த 20-க்கும் மேற்பட்ட கிராமங்களில் பிரதான தொழிலே எலுமிச்சை விவசாயம் தான். காரணம் ஆண்டுதோறும் இந்த பகுதியில் நிலவும் சீதோஷண நிலை. இந்த பகுதியில் சுமார் 5,000 ஏக்கர் பரப்பளவில் 1500-க்கும் மேற்பட்ட விவசாயிகள் எலுமிச்சை விவசாயம் செய்து வருகின்றனர்.

இங்கு விளையும் எலுமிச்சை பழங்கள் மேற்குத் தொடர்ச்சி மலையிலிருந்து வரும் நீர், காற்று மற்றும் மண் வளம் காரணமாக இயற்கையாகவே அதிக சிட்ரிக் அமிலம் தன்மை கொண்டதாக இருப்பதாக விவசாயிகள் கூறுகின்றனர். இது மட்டுமின்றி இந்த எலுமிச்சை பழங்கள் அதிக அளவு சாறு தருபவையாகவும் உள்ளன. வாசனையில் அனைவரையும் ஈர்க்கும் இந்த எலுமிச்சை பழங்களின் தன்மை மற்றும் விவசாயிகளின் தேவை குறித்து அறிந்து கொள்ள லெமன் சிட்டியை நோக்கி நமது ஈடிவி பாரத் தமிழ்நாடு குழு சென்றது.

புளியங்குடி ஊருக்குள் நுழைந்த உடனே எலுமிச்சை வாசனை மூக்கை துளைத்தது. மேற்குத் தொடர்ச்சி மலையில் இருந்து வரும் காற்றில் கலந்து வரும் எலுமிச்சை வாசனையை நுகர்ந்தபடி ஊரின் மேற்குப் பகுதியில் உள்ள தோட்டத்திற்கு சென்றோம். அங்கு ஏக்கர் கணக்கில் விவசாயிகள் எலுமிச்சை மரங்களை நட்டுப் பராமரித்து வருவதைப் பார்க்க முடிந்தது. எழில் கொஞ்சும் அழகின் துவக்கப் புள்ளியாக அடர் பச்சை நிறத்தில் மரங்கள் காட்சி தந்தன.

அதில் இருந்த பழங்கள் பழுப்பதற்கு முன்பு மரத்தின் நிறத்தைப் போன்று அடர் பச்சையாகவும், சில பழங்கள் பழுத்து அழகிய மஞ்சள் நிறத்திலும் தொங்கும் காட்சிகளைக் காண முடிந்தது.

இந்த மஞ்சள் நிற பழுத்த பழங்களை மரத்தில் விட்டு வைப்பதில்லை. ஏனென்றால் பழுத்து விட்டால் பழங்கள் தானாகவே கீழே விழுந்து விடுவதால் அதற்கு முன்பாகவே அதைப் பறித்து விடுகின்றனர் விவசாயிகள். அப்போது, பெண் தொழிலாளர்கள் மரங்களில் இருந்து பழுத்த பழங்களைப் பறிக்கும் பணியில் ஈடுபட்டிருந்தனர். மறுபுறம் அதனை விவசாயிகள் ஊரின் மையப் பகுதியில் உள்ள சந்தைக்கு எடுத்துச் செல்லும் பணியில் மும்மரமாக ஈடுபட்டிருந்தனர்.

அப்போது வேலையின் நடுவே நமக்குப் பேட்டியளித்த விவசாயி அப்துல் காதர், "புளியங்குடி எலுமிச்சை பழத்திற்கு புவிசார் குறியீடு கிடைத்திருப்பது மகிழ்ச்சியளிக்கிறது. ஆனால், எங்கள் பகுதியில் எலுமிச்சை பழம் சார்ந்த எந்த ஒரு தொழிற்சாலையும் இல்லை. தொழிற்சாலை இருந்தால் எங்களுக்கு உரிய விலை கிடைக்கும். தற்போது வியாபாரிகளிடம் நாங்கள் பழங்களை விற்பனை செய்கிறோம். அவர்கள் எங்களிடம் குறைந்த விலைக்கு வாங்கி அதிக லாபம் பார்க்கிறார்கள்.

வியாபாரிகள் எங்களிடம் கிலோ ரூ.20 ரூபாய் வாங்கி, பல மடங்கு லாபத்தில் விற்கிறார்கள். இதில் பாதிக்கப்படுவது விவசாயிகள் தான். அரசு எங்கள் பகுதியில் ஒரு தொழிற்சாலை அமைத்துத் தர வேண்டும். அதேபோல் விலை குறைவாக உள்ள சமயங்களில் பழங்களைப் பதப்படுத்தி வைப்பதற்குக் குளிர்பதன கிடங்கு வேண்டும் என பல ஆண்டுகளாகக் கேட்டு வருகிறோம். ஒரு எலுமிச்சை மரம் காய்ப்பதற்கு அதிகபட்சம் 7 ஆண்டுகளாகும். அதுவரை மரங்களைப் பராமரிப்பதில் பல்வேறு இடர்பாடுகள் உள்ளன. குறிப்பாக வன விலங்குகள் பிரச்னைகள் உள்ளன. எங்கள்

பகுதியிலிருந்து வனத் துறை அலுவலகத்தையும் வேறு பகுதிக்கு மாற்றி விட்டனர். இதனால், எலுமிச்சை மரங்களை வனவிலங்குகள் சேதப்படுத்துவதை எங்களால் தடுக்க முடியவில்லை'' என்று வேதனையுடன் தெரிவித்தார்.

நம்மிடம் பேசிக் கொண்டே விவசாயி அப்துல் காதர், மூட்டை மூட்டையாக கட்டிய எலுமிச்சை பழங்களை இரு சக்கரம் மற்றும் நான்கு சக்கர வாகனங்களில் ஏற்றிக் கொண்டு, காலை 11 மணி வரை தான் சந்தை திறந்திருக்கும் என்று அவசர அவசரமாக கிளம்பிச் சென்றார்.

இதையடுத்து நாமும் அவருடன் சந்தைக்குச் சென்றோம். அங்கு ஏஜெண்டுகள் விவசாயிகளிடம் பழங்களை வாங்கி, வியாபாரிகளுக்கு ஏலம் விடத் தொடங்கினர். மேலும் அந்த ஏலத்தில் அண்டை மாநிலங்களான கேரளா மற்றும் கர்நாடகா வியாபாரிகள் அதிகளவு பழங்களை கொள்முதல் செய்ததை காண முடிந்தது. குறிப்பாகத் தமிழ்நாட்டைக் காட்டிலும் கேரள மாநிலத்தில் புளியங்குடி எலுமிச்சைக்கு அதிக வரவேற்பு இருப்பதை நேரில் பார்க்க முடிந்தது.

விற்பனை தொடர்பாக வியாபாரி முகமது இப்ராஹிமிடம் கேட்டோம். அவர், "நாள் ஒன்றுக்கு இங்கிருந்து 250 டன் எலுமிச்சை பழங்களை விற்பனை செய்கிறோம். இந்த ஆண்டு விளைச்சல் அதிகம் இருக்கிறது. ஆனால், தேவை குறைவாகவே உள்ளது. இதற்கு முன்னர் வெளிநாடுகளுக்கு அதிக அளவு ஏற்றுமதி செய்தோம். ஆனால், இப்போது அப்படி இல்லை. கேரளாவைச் சார்ந்தே வியாபாரம் நடந்து வருகிறது. பச்சை நிற காய்களைத் தான் வியாபாரிகள் பெரிதும் விரும்புகின்றனர்'' என்றார்.

இது குறித்து பேசிய மற்றொரு வியாபாரி சீனிச்சாமி, "வியட்நாம் நாட்டில் அரசே, எலுமிச்சை பழங்களுக்கு குளிர்பதன வசதி செய்து கொடுத்துள்ளது. இதன் மூலம் அவர்கள் அதிக அளவு எலுமிச்சையை வெளிநாடுகளுக்கு ஏற்றுமதி செய்கின்றனர். முன்னர், இங்கிருந்து மாலத்தீவுக்கு ஒரு நாளைக்கு 10 டன் வரை எலுமிச்சை பழங்கள் ஏற்-

றுமதி செய்யப்பட்டன. அதே போல் துபாய்க்கும் நாள்தோ-
றும் 24 டன் ஏற்றுமதி செய்தோம். ஆனால், கொரோனா
பாதிப்புக்குப் பிறகு இந்த 2 நாடுகளுக்கும் ஏற்றுமதி முற்றி-
லும் நின்று விட்டது.

இந்த பகுதிக்கு போதிய ரயில் போக்குவரத்து இல்-
லாததால் வெளி மாநிலங்களுக்கு ஏற்றுமதி செய்ய முடி-
யாமல் இருக்கிறோம். மகாராஷ்டிரா போன்ற மாநிலங்-
களுக்குக் கொண்டு செல்ல வேண்டுமென்றால் இங்கிருந்து
90 கிலோ மீட்டர் தொலைவில் உள்ள திருநெல்வேலிக்குச்
சென்று அங்கிருந்து ரயிலில் கொண்டு செல்ல வேண்டும்.
எனவே அருகில் உள்ள தென்காசி மற்றும் செங்கோட்டை-
யில் இருந்து கூடுதல் ரயில் வசதிகளை ஏற்படுத்தித் தர
வேண்டும்" என்றார்.

புவிசார் குறியீடு மூலம் தங்களின் எலுமிச்சை பழங்க-
ளுக்கு உலக அளவில் ஒரு அங்கீகாரம் கிடைத்திருப்பது
விவசாயிகள் மற்றும் வியாபாரிகள் மத்தியில் மகிழ்ச்சியை
ஏற்படுத்தினாலும், மறுபுறம் சந்தைப்படுத்துதலை எளிமைப்-
படுத்த மத்திய, மாநில அரசுகள் உதவ வேண்டும் என்று
வலியுறுத்தியுள்ளனர்.

2. ஏற்றம் தரும் எலும்பிச்சை

தமிழகத்தில் பயிராகும் பழமரங்களில் எலுமிச்சை மிகவும்
முக்கியமானது. இது பெரும்பாலான மாவட்டங்களில் சாகு-
படி செய்யப்படுகிறது. எலுமிச்சை பழங்கள் பானங்கள் தயா-
ரிப்பதற்கும், ஊறுகாய் உள்ளிட்ட உணவு பொருட்கள் தயா-
ரிப்பதற்கும் உதவுகிறது. நோய்களை தீர்க்கும் அருமருந்தா-
கவும் எலுமிச்சை பயன்படுகிறது.

எலுமிச்சை பழத்தில் வைட்டமின் 'சி' நிறைந்துள்ளது.
உலகில் ஏறக்குறைய 50 நாடுகளில் எலுமிச்சை பயிரிடப்-
படுகிறது. உலக நாடுகளில் 6வது இடத்தை இந்தியா வகிக்-
கிறது. தமிழ்நாடு, ஆந்திரா, மத்தியப்பிரதேசம், கர்நாடகம்,

அஸ்ஸாம், குஜராத், மராட்டியம், பஞ்சாப், உத்தரப்பிரதே-சம், டெல்லி ஆகிய மாநிலங்களில் எலுமிச்சை சாகுபடி செய்யப்படுகிறது. மா, வாழை ஆகியவற்றிற்கு அடுத்தாற்-போல் அதிக பரப்பளவில் சாகுபடி செய்யப்படுவது எலுமிச்-சைதான்.

எலுமிச்சை பலவிதமான வெப்பநிலைகளில் பயிர் செய்-யப்படுகிறது. இந்தியாவில் வெப்பம் மிகுந்த தென்மாநிலங்க-ளில் எலுமிச்சை நன்றாக வளர்ந்து நல்ல பலனைத் தருகி-றது. எலுமிச்சையை கடல்மட்டத்திலிருந்து ஆயிரம் மீட்டர் உயரம் வரை சாகுபடி செய்யலாம். பனிஉறையும் பகுதிகளில் இதனை சாகுபடி செய்ய இயலாது. பலவகையான குணங்-களை கொண்ட மண்ணில் எலுமிச்சை சாகுபடி செய்யப்ப-டுகிறது. களிமண் நிலங்களிலும் தண்ணீர் எளிதில் வடியாத நிலங்களிலும் இதனை சாகுபடி செய்யமுடியாது. மேல்மண் ஆழமில்லாமலும், அடியில் பாறையுடன் இருந்தால் மரம் சில ஆண்டுகளில் நலிந்து இறந்துவிடும். எலுமிச்சை சாகு-படி செய்யும் தோட்டத்தில் தகுந்த வடிகால் வசதி அமைத்-தல் அவசியம். எலுமிச்சை செடி வளர்ச்சிக்கு மண்ணில் கார, அமிலத்தன்மை இருத்தல் சிறந்தது. நல்ல வடிகால் வசதி உள்ள இருமண் பாங்கான குறுமண் நிலம் ஏற்றது. பெரும்பாலும் விதையில் இருந்து வரும் கன்றுகளை நடு-வதற்கு பயன்படுத்த வேண்டும். இலை மொட்டு ஒட்டுதல், பதியங்கள் செய்தல் ஆகிய முறைகளிலும் இனப்பெருக்-கம் செய்யப்படுகிறது. மொட்டுக்கட்டுதலினால் உண்டாகும் செடிகள் விரைவிலேயே பலன்தரும் பழங்களும் ஒரே சீரான அளவுடன் தரமுள்ளதாக இருக்கும். ஓராண்டு வயதுடைய கன்றுகள் நடவுக்கு சிறந்ததாகும். எலுமிச்சை புளிப்பு சுவை-மிக்க மஞ்சள் நிறப் பழமான ஒருவகை தாவரம். இது சிட்ரஸ் லிமன் என்னும் அறிவியல் பெயர் கொண்டது. இது தேசிக்காய், தோடம்பழம் ஆகியவற்றையும் உள்ளடக்-கிய பூக்கும் தாவரக் குடும்பத்தைச் சேர்ந்தது. இதன் பழம் பொதுவாக அதன் சாற்றுக்காகவே பயன்படுத்தப்படுகிறது. எலுமிச்சை மருத்துவ குணம் கொண்டது. பலவகைகளில்

எலுமிச்சை பயன்படுவதால் இதற்கு எப்போதுமே கிராக்கி-தான். மேலும், சீசன் அல்லாத கோடைக்காலத்தில் இவற்-றின் விலை பன்மடங்கு அதிகமாகும் என்பதால், விவசாயி-கள் எலுமிச்சையை பயிரிட்டால் நல்ல லாபம் அடையலாம்.

மருத்துவ பயன் - சளி, இருமல் குணமாகவும், அளவுக்கு மீறி போகும் பேதியை நிறுத்தவும் இதனை உபயோகிக்க-லாம். மேலும் தேய்கடி விஷத்தை இறக்க, தலைவலி நிற்க, உஷ்ண வயிற்று வலி, நீர்க்கடுப்பு ஆகியவை குணமாக இதனை உபயோகிக்கலாம். மேலும் இரத்தக் கட்டுகளை-யும், பித்த சம்பந்தமான கோளாறுகள் குணமாகவும் இதனை உபயோகிக்கலாம்.

இரகங்கள் - இந்த இரகம் தோட்டக்கலைக் கல்லூரி மற்றும் ஆராய்ச்சி நிலையம் பெரியகுளத்திலிருந்து வெளி-யிடப்பட்டதாகும். இது திருநெல்வேலி மாவட்டத்திலுள்ள காடயம் வகையிலிருந்து தேர்வு செய்யப்பட்டதாகும். பழங்-கள் பெரியதாகவும், சராசரியாக 52 கிராம் எடையும் இருக்-கும். மேலும் பழங்களில் ஜூஸ் (52.3%), சராசரியாக ஒரு மரத்திலிருந்து 934 பழங்கள் (36.9 கிலோ) அறுவடைக்கு வரும் திறன் கொண்டதாகும்.

காசி நிம்போ - இது பெரும்பாலும் வடமாநிலங்களில் பயிர் செய்கின்றனர். இந்த இரகம் பெரும்பாலும் கேங்கர் மற்றும் டிஸ்டீசா வைரஸ் நோய் தாக்கக் கூடியதாகும். சாதாரண எலுமிச்சைப் பழத்திற்கும், விதையில்லா எலுமிச்-சைப் பழத்திற்கும் ருசி, மணம் ஆகியவற்றில் வித்தியாசம் கிடையாது. விதையில்லா எலுமிச்சைப் பழங்கள் பெரிதாக இருப்பதோடு (ஒரு பழத்தின் எடை சுமார் 100 கிராம்), விளைந்த பின்பும் வெளிர் பச்சை நிறமாகவே இருக்-கும். மஞ்சள் நிறமாக மாறுவதில்லை. பழங்களில் விதையும் இருப்பதில்லை.

எலுமிச்சைச் சாகுபடி செய்வதில் பல அனுகூலங்கள் உண்டு. முக்கியமாக சாதாரண எலுமிச்சை பெரிய மரமாக வளர்வதால் குறைந்த பட்சமாக ஏக்கருக்கு 18‘ என்ற இடைவெளியில் சுமார் 165 மரங்கள் நடலாம். விதையில்லா

எலுமிச்சை இரண்டு வருடங்களிலேயே காய்க்கத் தொடங்கிவிடும்.

பழங்கள் அதிக எடை உள்ளதாகவும், ஒரு மரத்திற்கு அதிக எண்ணிக்கையில் காய்ப்பதாலும் விதையில்லா எலுமிச்சையில் கூடுதல் மகசூல் கிடைக்கிறது. பெரும்பாலும் வருடம் முழுவதும் பழங்கள் கிடைக்கும். விதையில்லா எலுமிச்சை மரங்களில் முள் இல்லாததாலும், சிறிய மரங்களாக உள்ளதாலும் பழங்களை சேதமின்றிப் பறிப்பது மிக எளிது. மைசூர் அருகே தென்னந்தோப்புகளில் விதையில்லா எலுமிச்சையை ஊடு பயிராக வளர்க்கிறார்கள்.

எலுமிச்சையில் கிடைக்கும் பிற பொருட்கள் - இப்பழத்திலிருந்து ஜூஸ் கான்சன்ட்ரேட் எடுக்கப்படுகிறது. பாட்டில்களில் அடைக்கப்படும் பானங்களில் இது பயன்படுத்தப்படுகிறது. மேல் தோலிலிருந்து எண்ணெய் (Lime oil) எடுக்கப்படுகிறது. அதற்கு அடுத்தபடியாக தோலிலிருந்து வாசனைத் தைலம் (Aroma) எடுக்கப்படுகிறது. அதற்கு கீழே உள்ளதொலியை பயன்படுத்தி பெக்டின் (Pectin) தயாரிக்கப்படுகிறது. பழச்சக்கை கோழித்தீவனமாக பயன்படுகிறது. உதிரும் பூக்களிலிருந்து சிறந்த மருந்து தயாரிக்கப்படுகிறது.

தட்பவெப்பநிலை - இதனைக் கடல்மட்டத்திலிருந்து 1500 மீட்டர் உயரம் வரை பயிர் செய்யலாம். இதற்கு வெப்பநிலையாக 20&300 சென்டிகிரேடு இருத்தல் வேண்டும். எலுமிச்சை பயிர் செய்ய 6.5&7.0 கார அமிலத் தன்மை இருத்தல் வேண்டும்.

நிலம் - நல்ல வடிகால் வசதியுள்ள செம்மண் நிலம் இப்பயிர் சாகுபடிக்கு மிக சிறந்ததாகும். களிமண், உவர் நிலம் ஆகியவை இதற்கு ஏற்றதல்ல. பாசன நீரின் பி.எச்.7 முதல் 7.5க்குள் இருக்க வேண்டும்.

இடைவெளி - 3' நீளம் 3' அகலம் 3' ஆழம் கொண்ட குழிகள் 18' * 18' என்ற இடைவெளியில் எடுத்து 10 நாட்கள் ஆறப்போட்டு பின்பு ஒரு குழிக்கு 5 கிலோ தொழுஉரம், 1 கிலோ வேப்பம் பிண்ணாக்கு ஆகியவற்றைச் செம்-

மண் மற்றும் மேல் மண் கலந்து இடவேண்டும். ஒரு குழிக்கு 50 கிராம் லிண்டேன் 10% தூளையும் கலந்து இடவேண்டும்.

நடவு - எலுமிச்சை பெரும்பாலும் மொட்டுச் சேர்க்கை (Budding) முறையில் இனப்பெருக்கம் செய்யப்படுகிறது. மேலும் விதை மூலம் இனப்பெருக்கம் செய்யப்பட்டு சாகுபடிக்கு பயன்படுத்தப்படுகிறது. ஜூன் மாதம் முதல் நவம்பர் மாதம் வரை நடவு செய்ய ஏற்ற மாதங்களாகும். செடியின் ஒட்டுக் கட்டப்பட்டுள்ள மொட்டு தரைக்கு மேல் 15 செ.மீ. உயரத்திற்குக் குறையாமல் இருக்குமாறு பார்த்துக் கொள்ள வேண்டும். செடிகளைச் சுற்றி வட்டப் பாத்தி அமைத்துப் பாசனம் செய்யலாம். அல்லது சொட்டு நீர்ப் பாசனம் அமைத்துக் கொள்ளலாம்.

நட்ட செடிகளின் அருகே 3' உயரமுள்ள குச்சி ஒன்றை நட்டு செடிகள் காற்றில் ஆடாதவாறு கட்ட வேண்டும். மாதம் ஒருமுறை செடிகளைச் சுற்றி செடிக்கு ஒரு லிட்டர் வீதம் வேப்பம் புண்ணாக்குக் கரைத்த நீரை ஊற்றி வந்தால் செடிகள் துரிதமாக வளரும்.

நீர் பாய்ச்சுதல் - நிலத்தைப் பொறுத்து வாரம் ஒருமுறை நீர்ப் பாய்ச்சினால் போதுமானது. சொட்டு நீர்ப்பாசனம் அமைத்தால் அதிக மகசூல் கிடைக்கும். பராமரிப்பும் எளிதாக இருக்கும்.

கவாத்து செய்தல் - மரங்கள், தரையைத் தொடாமலிருக்க தரையிலிருந்து 2 1/2 உயரம் வரை தோன்றும் பக்கக் கிளைகளை வெட்டி விட வேண்டும். ஒட்டுக்கு கீழ் துளிர்க்கும் கிளைகளை நீக்கிவிட வேண்டும். பின்பு காய்ந்த கிளைகளை மட்டும் அப்புறப்படுத்தினால் போதுமானது. மரம் இயற்கையாகவே குடை போன்ற சாயலில் வளரும். வெட்டிவிட்ட கம்புகளில், வெட்டுப் பாகத்தில் உடனடியாக டைத்தேன் வி45 மருந்து தண்ணீர் கலந்து தடவ வேண்டும். இதன்மூலம் கொப்புகள் காய்வதைத் தடுக்கலாம்.

உரமிடுதல் - இம்மரங்கள் வருடம் முழுவதும் காய்ப்பதால் உரத்தை வருடத்திற்கு இரண்டு அல்லது மூன்று

முறை அடியில் உள்ள அட்டவணை அளவின்படி வைப்பது நல்லது. ஏக்கருக்கு 10 டன் வீதம் தொழுஉரம் வைக்க வேண்டும். இதுதவிர கீழ்க்கண்ட நுண்ணூட்டச் சத்துக்களை இலை வழியாக வருடத்திற்கு ஒருமுறை கொடுக்கலாம். நுண்ணூட்டச் சத்துக்கள் எலுமிச்சைச் செடிகளுக்கு மிக முக்கியமானதாகும். ஒரு ஏக்கர் எலுமிச்சைச் செடிகளுக்குக் கீழ்க்கண்ட நுண்ணூட்டச் சத்துக்களை 600 லிட்டர் தண்ணீரில் கரைத்து கைத்தெளிப்பான் மூலம் தெளிக்க வேண்டும்.

சிங்க் சல்பேட் / 6 கிகி
காப்பர் சல்பேட் & 4 கிகி
மெக்னீசியம் சல்பேட் & 3 கிகி
மங்கனீசு சல்பேட் & 3 கிகி
இரும்பு சல்பேட் & 3 கிகி
போராக்ஸ் & 1.5 கிகி
சுண்ணாம்பு & 10 கிகி
யூரியா & 10 கிகி

பயிர் பாதுகாப்பு

முக்கியமாக பாதிக்கும் பூச்சிகள்:

இலைத்துளைப்பான்
(பில்லோக்னிஸ்டிஸ் சிட்ரெல்லா)

இலைகள் சுருங்கியும், உருமாறியும், மேல்புறம் உற்று நோக்கினால் நெளிநெளியாக மெல்லிய வெண்ணியத் தாள் போன்ற வடிவம் காணப்படும். பெரும்பாலும் உரம் வைத்து நீர்ப்பாய்ச்சிய பின் உண்டாகும் புதிய துளிர்களில் இலைத்துளைப்பான் தாக்குதல் அதிகமாக இருக்கும். வெப்பமான சூழ்நிலையில் இதன் பாதிப்பு அதிகமாகலாம். மேலும் இதன் தாக்குதல் பாக்¯ரியச் சொறி நோய் ஏற்பட வழிவகுக்கும். இலைத்துளைப்பான் புழுக்கள் எலுமிச்சை இலையின் மேல் தோலிற்குக் கீழேயுள்ள இலைப்பகுதியினுள் துளைத்து அதிலுள்ள இலைத் திசுக்களை உண்ணுகின்றன. இவ்வாறு துளைக்கப்பட்ட இலைகள் சுருங்கி உருவம் மாறிவிடு-

கின்றன. பாதிக்கப்பட்ட மரங்களின் வளர்ச்சி குறைந்துவி-டும். இலைத் துளைப்பானைக் கட்டுப்படுத்த ஐந்து சத வேப்பம் புண்ணாக்குக் கரைசல் தெளிக்கலாம். ஒரு லிட்டர் தண்ணீருக்கு ஐம்பது கிராம் வீதம் வேப்பம் புண்ணாக்கை ஒரு நாள் இரவு முழுவதும் ஊற வைத்துத் தெளிவினை வடிகட்டி எடுக்க ஐந்து சதக் கரைசல் கிடைக்கும். இக்க-ரைசல் நன்கு இலைகளில் படிவதற்க்கு நூறு லிட்டர் கரை-சலுக்கு ஐம்பது மில்லி சாண்டோவிட் அல்லது ஸ்டிக்கால் போன்ற திரவ சோப் அல்லது ஐம்பது கிராம் கதர் பார் சோப் தூள் சேர்த்து நன்கு கலக்கிக் கொள்ள வேண்டும். பதினைந்து நாட்களுக்குப் பின்னர் மறுமுறையும் தெளிக்க வேண்டும். மேலும் வேப்பம் புண்ணாக்குக் கரைசலில் உள்ள உரச்சத்துக்கள் பயிருக்கு ஊட்டத்தினை அளித்து வளர்ச்சி-யினை ஊக்குவிக்கின்றன.

நோய்களில் முக்கியமானது கேங்கர் அல்லது சொறி நோயாகும். இது ஒரு பாக்டிரியல் நோயாகும். கிளை, இலை, பழம் ஆகிய எல்லா பாகங்களையும் தாக்கிச் சொர-சொரப்பான கொப்பளங்கள் தோன்றச் செய்கின்றன. இந்-நோயைக கட்டுப்படுத்த அக்ரிமைசின் அல்லது பிளாண்டா-மைசின் மருந்தை நான்கு லிட்டர் தண்ணீருக்கு 1 மில்லி வீதம் கலந்து தெளிக்க வேண்டும். 1 சதவீத போர்டோ கலவை தெளித்தும் கட்டுப்படுத்தலாம்.

உரச்சத்து குறைபாடுகள் - விதையில்லா எலுமிச்சைச் செடிகள் உரச்சத்துக் குறைபாட்டினால் அதிகம் பாதிக்கப்ப-டுகிறது. தழைச்சத்துக் குறைந்தால் இலைகள் வெளிறி மரத்-தின் வளர்ச்சி குன்றிவிடுகிறது. சிங்க் சத்து குறைபாட்டினால் இலைகள் ஒருவிதமாக சுருண்டுவிடும். இலைகளின் நரம்பு மட்டும் பச்சையாக இருக்கும். மற்ற பகுதிகள் வெளிறிவி-டும். இளம் இலைகளில் இது நன்றாகத் தெரியும். மெக்னீசி-யம் குறைபாடு இருந்தால் இலைகளின் நடு நரம்பும் அதை ஒட்டி இருபுறமும் மஞ்சளாக மாறிவிடும். மங்கனீசு சத்துக்-குறைந்தால் இலை நரம்புகள் ரும் பச்சை வலை போன்ற தோற்றத்தைத் தரும்.

போரான் சத்துக் குறைந்தால் முற்றிய இலைகளின் நரம்புகள் மஞ்சள் கலந்த மண் நிறமாக மாறிவிடும். நரம்புகள் பருமனாகி, நீளவாக்கில் வெடிப்புகளும் தோன்றுகின்றன. காப்பர் சத்து குறைந்தால் கொப்புகள் நுனியிலிருந்து காயத் தொடங்குகின்றன. காய்ந்த கொப்புகளிலிருந்து பிசின் போன்ற திரவம் வெளிவரும். இலைக் காம்புகளிலிருந்து பல முளைகள் தோன்றி சூம்பிப் போன கிளைகள் துளிர்க்கும். இரும்புச் சத்துக் குறைபாட்டால் இலையின் நரம்புகள் மட்டும் பச்சையாக இருக்கும். மற்ற இடங்கள் வெளிறிவிடும். உரச்சத்துக் குறைபாடுகளைப் போக்க ஏற்கனவே கூறியபடி நுண்ணூட்டச் சத்துக்களை நீரில் கரைத்து இலை மீது படும்படியாகத் தெளிக்க வேண்டும்.

மகசூல் - விதையில்லா எலுமிச்சை மரங்கள் இரண்டாவது ஆண்டு முதலே காய்க்கத் தொடங்குகின்றன. மற்ற வகைகள் நட்டு 3 & 5 ஆண்டுகளில் காய்க்க ஆரம்பிக்கும்.

சராசரியாக ஒரு மரத்திற்கு மூன்றாவது ஆண்டு முதல் ஒரு வருடத்திற்கு சுமார் 400 காய்கள் கிடைக்கிறது. ஐந்தாம் ஆண்டு முதல் 1500 முதல் 2000 காய்கள் வரை கிடைக்கிறது. பழங்களின் எடை சராசரியாக ஒரு பழத்திற்கு சுமார் 60&80 கிராம் இருக்கும்.

3. எலுமிச்சைப் புல்

நீண்ட வாசிப்பைத் தவிர்க்கவும். விகாஸ் AI வழங்கும் சுருக்கமான சுருக்கத்திற்கு 'தகவலை சுருக்கவும்' என்பதைக் கிளிக் செய்யவும்.

நறுமணப் பயிராகவும், சுத்தம் செய்யும் சோப்பு பவுடர்கள், திரவப் பொருள்களில் பயன்படுத்தப்படும் மூலப்பொருளாகவும் விளங்கும் "லெமன் கிராஸ்' என்னும் எலுமிச்சைப் புல் சாகுபடி செய்து அதிக வருமானம் ஈட்டலாம் என தோட்டக்கலைத் துறை அறிவுறுத்தியுள்ளது.

லெமன்கிராஸ் - புல், செடி, கொடிகள் இருந்தால் கொசுக்கள் வரும். ஆனால், எலுமிச்சைப் புல்லோ கொசுவை விரட்டும். இதன் மணம் எலுமிச்சையைப் போன்றே இருப்பதால், இந்தப் புல்லை வளர்த்தால், கொசுக்கள் வராது.

இந்தப் புல்லிலிருந்து எடுக்கப்படும் லெமன் கிராஸ் எண்ணெய், துணி துவைக்கும் பவுடர், பாத்திரம் துலக்கும் பவுடர், புளோர் கிளீனர், பினாயில் போன்றவற்றுடன் சேர்க்கப்படுகிறது. லெமன் டீ தயாரிப்பில் எலுமிச்சைச் சாறுடன் நறுமணத்துக்காக லெமன் கிராஸ் ஆயிலும் சில இடங்களில் சேர்க்கப்படுகிறது. எலுமிச்சைப் புல் கேரளத்தில்தான் அதிகமாக விளைவிக்கப்படுவதால் லெமன் கிராஸ் ஆயிலை "கொச்சி வாசனை எண்ணெய்' எனவும் அழைப்பர்.

லெமன் கிராஸ் ஆயில் கொடைக்கானலில் அதிகமாக விற்கப்படுகிறது. இது இயற்கை முறையில் தயாரிக்கப்பட்ட எண்ணெய் ஆகும். கெமிக்கல் கடைகளில் சுத்திகரிப்பு செய்யப்பட்ட லெமன்கிராஸ் ஆயில் விற்பனை செய்யப்படுகிறது. தமிழகத்தில் கோவை, தேனி, கன்னியாகுமரி மாவட்டங்களில் இந்தப் புல் அதிகம் பயிரிடப்படுகிறது.

ரகங்கள்

ஓடி 19, 408, ஆர்ஆர்எல் - 39, பிரகத், பிரமான, சிபிகே - 25, கிருஷ்ணா மற்றும் காவேரி.

மண், தட்பவெப்பநிலை: வடிகால் வசதியுடைய அங்கக சத்துக்கள் நிறைந்த, மணற்பாங்கான நிலங்கள் சாகுபடிக்கு உகந்தவை. மண்ணின் கார அமிலத்தன்மை 6.0 ஆக இருக்கவேண்டும். மிதமான தட்பவெப்பநிலையும், அதிக அளவு மழை மற்றும் காற்றில் உள்ள ஈரப்பதம் வேண்டும்.

விதை மற்றும் விதைப்பு: ஒரு ஹெக்டேருக்கு நடவு செய்ய 55,500 வேர்க்கட்டைகள் தேவைப்படும். வேர்க்கட்டை (4 கிலோ ஹெக்டேர்) மூலம் உற்பத்தி செய்யலாம். விதைகளை நாற்றாங்கால் மூலம் உற்பத்தி செய்து ஜூன் - ஜூலை மாதங்களில் நடவு செய்யலாம்.

நிலம் தயாரித்தல் - நிலத்தை நன்கு உழுது, ஒரு ஹெக்டேருக்கு 20-25 டன் மக்கிய தொழு உரம் இட்டு நன்கு பண்படுத்த வேண்டும். தேவையற்ற அளவில் பாத்திகள் பார்கள் அமைத்து நடவு செய்யவேண்டும்.

ஒருங்கிணைந்த ஊட்டச்சத்து மேலாண்மை: ஒரு ஹெக்டருக்கு 50 கிலோ தழைச்சத்து உரத்தில் முதல் பாதியை நடவின்போதும் மீதி உரத்தை நடவு செய்த ஒரு மாதம் கழித்தும் இடவேண்டும். இரண்டாம் ஆண்டில் அறுவடையின் பின்பும் மற்றும் ஒரு மாதம் கழித்தும் தழைச்சத்து உரம் இடவேண்டும்.

நீர் நிர்வாகம் - நடவு செய்த உடன் நீர்ப்பாசனம் செய்யவேண்டும். எலுமிச்சைப் புல்லுக்கு 7 முதல் 15 நாள் இடைவெளியில் நீர்ப்பாசனம் செய்யவேண்டும்.

ஒருங்கிணைந்த பயிர்ப்பாதுகாப்பு: இப்பயிரில் பூச்சி, நோய் தாக்குதல் காணப்படுவதில்லை. எனினும் சாறு உறிஞ்சும் பூச்சிகளை கட்டுப்படுத்த மீத்தைல் டெமட்டர்ன் 25 ஈசி (அ) டைமெத்தோயேட் 30 ஈசி 1 மில்லியனை ஒரு லிட்டர் தண்ணீரில் கலந்து தெளிக்க வேண்டும்.

இலைத் தின்னும் புழுக்களைக் கட்டுப்படுத்த பாசலோன் 35 ஈசி (அ) மோனோகுரோட்டோபாஸ் 36 ஈசி 2 மில்லி மருந்தை ஒரு லிட்டர் தண்ணீரில் கலந்து தெளிக்க வேண்டும்.

அறுவடை - நடவு செய்த 90வது நாளில் முதல் அறுவடையும் அதன் பின்னர் 75-90 நாள்கள் இடைவெளியில் இரண்டாவது அறுவடையும் செய்ய வேண்டும். அறுவடையின்போது புல், புதர்களை தரைமட்டத்திலிருந்து 10-15 செ.மீ அளவில் வெட்டவேண்டும். எண்ணெய் எடுக்க தண்ணீர் அல்லது ஆவியாதல் முறை மூலம் சுத்திகரிக்க வேண்டும். எண்ணெய் கிடைக்கும் அளவு 0.2 - 0.3 சதவீதம்.

மகசூல் - ஹெக்டேருக்கு 20 முதல் 30 டன் வரை புல் கிடைக்கும். எண்ணெய் ஹெக்டேருக்கு முதலாமாண்டு 25 கிலோ, இரண்டாமாண்டு 85 முதல் 100 கிலோ கிடைக்கும்.

இத்தகைய நடைமுறைகளைப் பின்பற்றி எலுமிச்சைப் புல் சாகுபடி செய்து நல்ல மகசூலும் கூடுதல் வருமானமும் பெறலாம்.

4. எலுமிச்சை சாகுபடி தொழில்நுட்பம்

ஜூலை மாதத்துக்கு ஏற்ற தோட்டப் பயிராக எலுமிச்சையை பயிரிட்டு 3-ஆம் ஆண்டு முதல் நல்ல லாபத்துடன் கூடிய சாகுபடியை விவசாயிகள் பெறலாம்

எலுமிச்சை, மக்களின் அன்றாட உணவில் பயன்படுத்தக் கூடிய ஒன்றாகும். எலுமிச்சையில் 2 ரகங்கள் உள்ளன. ஒன்று சாதாரண எலுமிச்சை, மற்றொன்று கொடி எலு-மிச்சை. கொடி எலுமிச்சை மலைப் பகுதிகளில் மட்டுமே பயிரிடப்படுகிறது.

மண், தட்பவெப்ப நிலை - சுமார் 2 மீட்டர் ஆழத்துக்கு மண் கண்டம் இருக்க வேண்டும். நல்ல வடிகால் வசதியுள்ள செம்மண் கலந்துள்ள தோட்டக்கால் நிலங்களிலும், களிமண் இல்லாத மணல் பாங்கான தோட்டக்கால் நிலங்களிலும் எலுமிச்சை செழிப்பாக வளரும்.

எலுமிச்சையை ஜூலை முதல் டிசம்பர் வரை நடவு செய்ய வேண்டும். ஒரு நாற்றுக்கு 5 மீட்டர் சுற்றளவில் இடைவெளியைவிட வேண்டும். அப்படி நடும்போது ஒரு ஏக்கருக்கு 160 செடிகள் நடவு செய்யலாம். நோய்த் தடுப்பு செய்யப்பட்ட எலுமிச்சை நாற்றுகளையே நடவு செய்ய வேண்டும்.

குழி தயாரிக்கும் முறை, நீர்ப்பாசனம் - இதற்கான குழியை 75 செ.மீ. சுற்றளவு உள்ளவாறு தோண்ட வேண்-டும். நன்கு வளரும் வரை நீர் பாய்ச்சுவது அவசியம். சுமார் 7 முதல் 10 நாள்களில் நீர்ப் பாய்ச்சுவது போதுமானது. வேர் பாகத்தில் நீர் தேங்குவதைத் தவிர்க்க வேண்டும்.

உரமிடுதல் - தழைச்சத்து 2 பாகங்களாக மார்ச், அக்-டோபர் மாதங்களில் இட வேண்டும். தொழுஉரத்தை முதல் வருடத்துக்கு 10 கிலோவும், ஆண்டுதோறும் 5 கிலோவும்

அதிகரிக்க வேண்டும். தழைச்சத்து முதல் வருடம் 200 கிராமில் தொடங்கி ஆண்டுக்கு 100 கிராம் அளவில் சேர்த்து இட வேண்டும். மணிச்சத்து, சாம்பல் சத்தை ஆண்டுக்கு 100 கிராம் அளவில் போட்டு, ஆண்டுதோறும் 40 கிராம் வரை கூடுதலாகச் சேர்க்க வேண்டும்.

உரங்களை இடும்போது மரத்தில் இருந்து 70 செ.மீ. தள்ளி மண்ணில் போட்டு கொத்தி விட வேண்டும்.

புதிய துளிர் வரும்போது துத்தநாக சல்பேட் 100 லிட்டர் தண்ணீருக்கு 500 கிராம் கலந்து அந்தக் கரைசலை மார்ச், ஜூலை, அக்டோபர் மாதங்களில் தெளிக்க வேண்டும்.

செடியை 45 செ.மீ. உயரம் வரை கிளைகளின்றி நேராக வளர விட வேண்டும். செடிக்கு 30 கிலோ பச்சை இலை-களை 3 மாதத்துக்கு ஒரு முறை இட வேண்டும்.

எலுமிச்சை செடியின் ஊடுபயிராக அவரை குடும்பத்-தைச் சேர்ந்த பயிர்கள், காய் வகைகளை மரங்கள் காய்ப்-புக்கு வரும் காலம் வரை கூடுதலாகப் பயிரிட்டு பயன்பெற-லாம்.

பயிர் வளர்ச்சி ஊக்கி தெளித்தல் - காய் பிடிப்பை அதி-கப்படுத்த 2.4 டி மருந்தை பி.பி.எம். 20 மில்லி லிட்டர் அளவில் தெளிக்க வேண்டும். பிஞ்சு காய்கள் உதிர்வ-தைத் தடுக்க 20 பி.பி.எம். 2.4 டி அல்லது என்.ஏ.ஏ. 30 பி.பி.எம். என்ற மருந்தை 30 மில்லி கிராம் அளவில் தெளிக்க வேண்டும்.

பயிர்ப் பாதுகாப்பு - எலுமிச்சை மரத்தை இலைதுளைப்-பான், சாறு உறிஞ்சும் பூச்சி, பழ அந்துப் பூச்சி, குருத்து துளைப்பான், தண்டு துளைப்பான், பழ ஈ, நூற்புழு ஆகிய பூச்சிக்கள் தாக்கும். இலை துளைப்பானைக் கட்டுப்படுத்த, மானோகுரோட்டோபாஸ் 1 லிட்டர் தண்ணீருக்கு 15 மில்லி அளவில் கலந்து தெளிக்க வேண்டும். இல்லையெனில், வேப்பங்கொட்டை, பிண்ணாக்கு திரவம் ஆகியவற்றையும் பயன்படுத்தலாம்.

சாறு உறிஞ்சும் பூச்சியைக் கட்டுப்படுத்துதல் - வெள்ளை ஈக்கு குயினைல்பாஸ் ஒரு லிட்டர் தண்ணீருக்கு 2 மில்லி

அளவு கலந்து தெளிக்க வேண்டும். கறுப்பு ஈக்கு மானோகு-ரோட்டோபாஸ் ஒரு லிட்டர் தண்ணீருக்கு 2.5 மில்லி கிராம் கலக்க வேண்டும்.

அசுவினி பூச்சிக்கு மானோகுரோட்டோபாஸ் ஒரு லிட்டர் தண்ணீருக்கு 1 மில்லி கிராம் கலந்து தெளிக்க வேண்டும். சிகப்புச் சிலந்தி பூச்சிக்கு நனையும் கந்தகத் தூளை ஒரு லிட்டர் தண்ணீருக்கு 2 கிராம் அளவில் கலந்து தெளிக்க வேண்டும்.

குருத்துத் துளைப்பான் - இப்பூச்சியைக் கட்டுப்படுத்த மானோகுரோட்டோபாஸ் மருந்தை ஒரு லிட்டருக்கு ஒரு மில்லி லிட்டர் என்ற அளவில் கலந்து தெளிக்க வேண்டும்.

பழ அந்துப் பூச்சி - பாத்திகளில் உள்ள டினோஸ்போரா களைகளை அகற்றுதல் வேண்டும். பழங்களை பாலித்தீன் பைகள் கொண்டு மூட வேண்டும்.

தண்டு துளைப்பான் - புழு தாக்கப்பட்ட கிளைகளை கவாத்து செய்ய வேண்டும். மாதத்துக்கு ஒருமுறை ஊசி மூலம் மானோகுரோட்டோபாஸ் 10 மில்லி அளவில் பூச்சி துளைத்த இடத்தில் செலுத்தி களிமண் கொண்டு மூடவும்.

நூற்புழு - நூற்புழு பாதித்த ஒரு மரத்தை கார்போபியூ-ரான் 3ஜி 750 கிராம் அளவுக்கு இட்டு இப்பூச்சிகளைக் கட்டுப்படுத்தலாம்.

அறுவடை - மேற்கண்ட முறைப்படி பயிரிட்டால் எலு-மிச்சை நடப்பட்ட 3-ஆவது வருடம் முதல் டிசம்பர் - பிப்ரவரி, ஜூன்- செப்டம்பர் ஆகிய மாதங்களில் இருந்து அறுவடை செய்யலாம். இதன்மூலம் விவசாயிகள் அதிக லாபமடைய முடியும்

5. புளியங்குடி எலுமிச்சை சந்தை

கோடை விடுமுறையில் மக்கள் வெப்பத்தின் தாக்கத்தில் தவித்து வரும் சூழலில், புளியங்குடி எலுமிச்சை பழங்களின் விற்பனை அமோகமாக நடைபெற்று வருகிறது. இந்த சூழ-லில் மற்றொரு மகிழ்ச்சி செய்தி வெளிவந்துள்ளது.

முக்கிய அம்சங்கள்:

விலை குறைவாக இருப்பதால் பொதுமக்கள் மகிழ்ச்சி கோடை வெப்பத்தை சமாளிக்க விற்பனை சூடுபிடித்தது ஒவ்வொரு பழங்களுக்கும் ஒவ்வொரு பகுதி சிறப்பு வாய்ந்ததாக திகழும். அந்த வகையில் எலுமிச்சை என்றால் புளியங்குடி தான். "இந்தியாவின் எலுமிச்சை நகரம்" என்று புகழாரம் சூட்டும் அளவிற்கு சிறப்பு வாய்ந்தது. தென்காசி மாவட்டத்தில் புளியங்குடி அமைந்துள்ளது. தென்காசியில் இருந்து 30 கிலோமீட்டர் தூரத்தில் இருக்கிறது. இங்கு விளையும் எலுமிச்சை பழங்கள் பல்வேறு மாவட்டங்கள், மாநிலங்களுக்கு ஏற்றுமதி செய்யப்படுகிறது.

புளியங்குடி எலுமிச்சை விற்பனை

குறிப்பாக கேரளாவில் உள்ள சில்லறை வர்த்தகர்கள் 90 சதவீதம் புளியங்குடி எலுமிச்சை பழங்களை தான் பயன்படுத்துகின்றனர். பீக் சீசனில் புளியங்குடி மார்க்கெட்டில் நாள் ஒன்றுக்கு 250 டன் வந்திறங்கும். ஆனால் தற்போது 100 முதல் 150 டன்கள் மட்டுமே கொண்டு வரப்படுவதாக வர்த்தகர்கள் கூறுகின்றனர். கடந்த ஆண்டு ஆந்திராவில் இருந்து இறக்குமதி செய்யப்படும் எலுமிச்சை பழங்கள் எதிர்பாராத வகையில் சரிந்தது.

ஏனெனில் அங்கு பலத்த மழை கொட்டி தீர்த்ததால் விளைச்சல் பெரிதாக கிடைக்கவில்லை. அப்போது புளியங்குடி எலுமிச்சை பழங்களின் தேவை கிடுகிடுவென அதிகரித்தது. இதனால் விலையும் அதிகரித்து காணப்பட்டது. கடந்த ஆண்டு ஒரு கிலோ எலுமிச்சை 240 ரூபாய்க்கு விற்பனை செய்யப்பட்டது. ஆனால் தற்போது 140 ரூபாயாக குறைந்திருக்கிறது. அதேசமயம் கடந்த ஏப்ரல் மாதத்துடன் ஒப்பிடுகையில் நடப்பு மே மாதத்தில் விற்பனை சற்று பரவாயில்லை என்று விவசாயிகள் கூறுகின்றனர்.

அப்போது அதிக அளவில் விளைச்சல் கிடைத்ததால் ஒரு கிலோ எலுமிச்சை வெறும் 60 முதல் 80 ரூபாய்க்கு ஒரு கிலோ விலை போனது. தற்போது விளைச்சல் சரிந்துள்ளது. முதல் தர எலுமிச்சை பழங்கள் ஒரு கிலோ 150

ரூபாய் என்று கூறுகின்றனர். மீடியம் தர எலுமிச்சை பழங்கள் 60 முதல் 70 ரூபாய் என்ற அளவிற்கு விற்பனை செய்யப்படுகிறது. தென்காசி மாவட்டம் புளியங்குடியில் எலுமிச்சை அறுவடை கோடையில் தான் களைகட்டும். அப்போது நான்கு முறை மழை தேவைப்படும்.

போதிய அளவு மழை பெய்யவில்லை என்று விளைச்சலை பாதித்துவிடும். நடப்பாண்டும் அப்படியான சூழலை தான் விவசாயிகள் எதிர்கொண்டுள்ளனர். நன்றாக செலவு செய்தாலும் கூட விளைச்சல் கிடைக்காமல் நஷ்டத்தை சந்திக்கும் நிலை இருப்பதாக வேதனை தெரிவிக்கின்றனர். எனவே மழை பெய்யாத காலங்களில், விற்பனை சூடுபிடிக்காத காலக்கட்டங்களில் அரசு ஏதேனும் உதவிகள் செய்ய வேண்டும் என்று கோரிக்கை விடுத்துள்ளனர்.

0

மருத்துவ பலன்கள் நிறைந்த எலுமிச்சை

எலுமிச்சைக் கனி ஒரு அதிசயக்கனி. எல்லாக் காலங்களிலும் கிடைக்கிறது. இராசக்கனி என்றும் பித்தம் குறைப்பதால் பித்த முறி மாதர் என்றும் அழைக்கப்படுகிறது. தோலில் ஏற்படும் கரும்புள்ளிகள், சுருக்கங்களைக் குறைக்கிறது. வாய்த்துற்நாற்றத்தை போக்கி, சீரான சுவாசம் தருகிறது.

நுரையீரல் தொற்றுக்களை குறைக்கிறது. எலுமிச்சை பழத்தில் உடலுக்கு தேவையான வைட்டமின் சி சத்து உள்ளது. எலுமிச்சைச் சாறு பருகுவதால் சிறுநீரகத்தில் கற்கள் உருவாவது.... தடுக்கப்படுகிறது.

பல நோய்களுக்கு எதிரான போராட்டத்தில் எலுமிச்சைக் கொண்ட இஞ்சி எப்போதும் ஒரு பயனுள்ள கருவியாகக் கருதப்படுகிறது. ஆரம்பத்தில், இதய தசை வலுப்படுத்தவும், நோய் எதிர்ப்பு சக்தி மற்றும் செரிமான அமைப்பை மேம்படுத்தவும் பயன்படுத்தப்பட்டது. காலப்போக்கில், உடல் பருமனை எதிர்த்துப் போராடுவதற்கான சிறந்த கருவியாக இது

மாறிவிட்டது.

அதன் பயனுள்ள பண்புகள் மற்றும் பயன்பாட்டு முறைகள்

எலுமிச்சை இஞ்சி நன்மைகள் - எலுமிச்சை இஞ்சி-னியின் நன்மைகள் என்னவென்றால் இரு பொருட்களும் வைட்டமின்கள் மற்றும் அமினோ அமிலங்களில் நிறைந்-துள்ளன. இந்த பானம் உலகளவில் உள்ளது. அவர் சலிப்-புடன் மட்டுமே உதவ முடியும், ஆனால் எடையை இழக்-கிறார். மொத்தத்தில், எலுமிச்சை கொண்டு இஞ்சி மனநி-லையை அதிகரிக்கிறது, செரிமானத்தை அதிகரிக்கிறது மற்-றும் ஒரு சுவையான ஆரோக்கியமான பானம் ஆகும். இஞ்சியின் கலவை வைட்டமின்கள் ஏ மற்றும் பி ஆகி-யவை, கூடுதலாக அமிலங்கள் மற்றும் கனிமங்களுக்காக ஒரு இடம் உள்ளது. எனவே, இந்த "தயாரிப்பு" குறைத்து மதிப்பிட அர்த்தமற்றது. இஞ்சி தேயிலை இதய அமைப்-புக்கு சாதகமான விளைவைக் கொண்டிருக்கிறது, இரத்-தத்தை மெலிதாகவும் இரத்த நாளங்கள் மற்றும் இதய தசைகளை வலுப்படுத்தவும் முடியும். இது மிகவும் முக்கியம்

எலுமிச்சை, அது முழு உடலிலும் தொண்டு செல்வாக்கு செலுத்துகிறது, ஆனால் மிக முக்கியமாக இது போன்ற ஒரு தேவையான வைட்டமின் சி உள்ளது. மொத்தத்தில், இந்த இரண்டு பொருட்கள் ஆரோக்கியத்தை மேம்படுத்த முடியும். இந்த பானம் செரிமானம் மிகவும் பயனுள்ளதாக இருக்கும், அது மூளை செயல்பாடு தூண்டுகிறது மற்றும் கூட ஆற்றல் அதிகரிக்கிறது. கூடுதலாக, இந்த குடிக்க சலிப்பு சிகிச்சை கூட பயன்படுத்தப்படுகிறது. இது தடுப்புக்கு கூட பயன்ப-டுத்த பரிந்துரைக்கப்படுகிறது. எடை இழந்து போது அது ஈடு செய்ய முடியாதது. அதன் கலவை உள்ள அத்தியாவ-சிய எண்ணெய்கள் உடல் கூடுதல் பவுண்டுகள் பெற உதவு-வதற்காக முழு வளர்சிதை வேகத்தை அதிகரிக்க முடியும் என்பதால்.

எலுமிச்சை இஞ்சி எப்படி சமைக்க வேண்டும்?

நீங்கள் எலுமிச்சை முறையை சரியான முறையில் எப்படி சமைக்க வேண்டும் என்று உங்களுக்குத் தெரியுமா? உண்மையில், சமையல் முறை மிகவும் எளிது. தேவையான அனைத்து இஞ்சி, எலுமிச்சை மற்றும் கொதிக்கும் நீர். இயற்கையாகவே, சிறப்பு சுவைக்காக, நீங்கள் இலவங்கப்பட்டை அல்லது மிளகுத்தூள் பயன்படுத்தலாம், ஆனால் இது அவர்களின் சொந்தமாகும். எனவே, இஞ்சி ஒரு துண்டு எடுக்கப்பட்ட மற்றும் இறுதியாக ஒரு grate மீது தரையில், பின்னர் ஒரு எலுமிச்சை சாறு விளைவாக gruel மீது அழுத்தும். இது அனைத்து கலப்பு மற்றும் தனியாக விட்டு. 15 நிமிட நேரத்திற்குள், பொருட்கள் வலியுறுத்துவதற்காக நிற்க வேண்டும். இஞ்சி இஞ்சி விளைவை அதிகரிக்க, ஒரு சிறிய தேன் சேர்க்க மிகவும் சாத்தியம். 20 நிமிடங்களுக்குப் பிறகு, எல்லாவற்றையும் கொதிக்கும் நீரில் ஊற்றுவோம், மேலும் அனைத்து நேரம் ஊடுருவக்கூடிய நேரம் கொடுக்கப்படும். ஒரு சாதாரண தேநீர் போன்ற பானம் குடிக்கவும். எலுமிச்சம் கொண்ட இஞ்சி உடலுக்கு தீங்கு விளைவிக்கும் திறன் இல்லாததால், அது மிகவும் நன்மை நிறைந்த பண்புகள் கொண்டது.

நாம் ஒரு குளிர் சிகிச்சையைப் பற்றி பேசுகையில், தேநீர் வித்தியாசமாக சிறிது தயாராக இருக்க வேண்டும். எனவே, இஞ்சி அரைக்க முன் அதை கொதிக்க பரிந்துரைக்கப்படுகிறது. இந்த தேநீர் திறனை ஒரு சிறிய ரகசியம் நீங்கள் இன்னும் கொஞ்சம் கருப்பு மிளகு சேர்க்க வேண்டும் என்று. இதன் விளைவாக பானம் வடிகட்ட வேண்டும், எலுமிச்சை, தேன் அல்லது சர்க்கரை சுவை. நீங்கள் அதை பயன்படுத்த முடியும். எலுமிச்சைக்கு பதிலாக, சுண்ணாம்பு சரியானது, ஆனால் சுவை குடிப்பவர்களுக்கு ஓரளவிற்கு குறிப்பிட்டதாக இருக்கும்.

எடை இழப்புக்கு எலுமிச்சை கொண்ட இஞ்சி - உண்மை, அது எவ்வாறு தயாரிக்கப்படுகிறது என்பதைப் பொறுத்தது. அனைத்து பிறகு, உண்மையில், இந்த தேநீர் ஒரு மாறாக கூர்மையான சுவை உள்ளது. இந்த அற்பு-

தமான கருவியை முன்னர் பயன்படுத்தாதவர்கள், அதை சிறிய அளவுகளுடன் தொடங்க வேண்டும். உடல் பயன்படுத்தப்பட வேண்டும் என்பதால். இயற்கையாகவே, பல பெண்கள் விரைவில் எடை இழக்க வேண்டும், ஆனால் இது, இல்லையெனில், நடக்காது. எல்லாமே படிப்படியாகவும் மனதில் பதியவும் வேண்டும். இதனால், எலுமிச்சைச் சாறு அதிகப்படியான கொழுப்பு வைப்புக்களை எரிக்கலாம் என்று நீண்ட காலமாக நம்பப்படுகிறது. மற்றும் முக்கிய மூலப்பொருள், புதிய அல்லது உலர் இருக்கும் என்ன வடிவத்தில் அனைத்து விஷயமில்லை. ஒரு முக்கியமான விஷயம் என்னவென்றால், இஞ்சியின் விளைவு எளிதில் மேம்படுத்தப்படும். இது எளிது, நீங்கள் ஒரு சிறிய கிராம்பு, மிளகு அல்லது ஏலக்காய் சேர்க்க முடியும்.

இப்போது செய்முறை தன்னை. நீங்கள் இஞ்சி வேர் எடுத்து நன்றாக வெங்காயம் போட்டு தேன் ஒரு ஸ்பூன்புல்லை சேர்க்க வேண்டும். இதன் விளைவாக குரூஸ் முற்றிலும் கலந்து, ஒரு சிறிய மிளகு சேர்த்து கொதிக்க தண்ணீர் ஊற்ற. 20 நிமிடங்களுக்கு பிறகு, குடிநீர் தயார் செய்யப்படும். அது உடனடியாக ஒன்றுடன் ஒன்று மாற வேண்டும், படிப்படியாக எல்லாம்.

இஞ்சி மற்றும் எலுமிச்சை நோய்த்தடுப்பு - இஞ்சி மற்றும் எலுமிச்சை நோய் எதிர்ப்பு சக்தி மிகவும் பயனுள்ளதாக இருக்கும் என்று பலர் அறிந்திருக்கிறார்கள். உண்மையில், அதுதான் வழி. அத்தகைய ஒரு பானம் அதிகமாக எடை எதிரான போராட்டத்தில், ஆனால் சலிப்பு மட்டும் உதவும் என்று அனைத்து மக்கள் தெரியும். வைட்டமின்கள் B, A மற்றும் C இன் உள்ளடக்கம் காரணமாக, எலுமிச்சை கொண்டு இஞ்சி உடலை வலுப்படுத்தி, அனைத்து தீங்கு விளைவிக்கும் கூறுகளிலிருந்து "வெளியேற்றவும்" முடியும். இந்த தேநீர் முறையான நுகர்வு பல நோய்களிலிருந்து ஒரு நபர் காப்பாற்ற முடியும். இஞ்சி முழு உடலையும் வலுவூட்டுகிறது, அத்தியாவசிய வைட்டமின்கள் மற்றும் கனிமங்களுடன் இது வளர்கிறது.

உண்மையில் ஒரு நல்ல விளைவு பொருட்டு, நீங்கள் ஒழுங்காக ஒரு செய்முறையை தயார் செய்ய வேண்டும். எனவே, நோய் எதிர்ப்பு அமைப்பு வலுப்படுத்த குடிக்க தேன், இஞ்சி மற்றும் எலுமிச்சை கொண்டுள்ளது. முதல் விஷயம் வேகவைத்த இஞ்சி வேர், எனவே நீங்கள் அதன் அடிப்படை நன்மைகளை மேம்படுத்த முடியும்.

ஆனால் மூல வடிவத்தில், இந்த மூலப்பொருள் எதுவும் திறன் இல்லை என்று நினைக்க வேண்டாம், அது இல்லை. இஞ்சி வேகவைத்த பின், அது எலுமிச்சை கொண்டது, அது கலப்பு மற்றும் தேன் சேர்க்கப்படுகிறது. பிறகு நீங்கள் வேகவைத்த தண்ணீரை ஊற்ற வேண்டும் மற்றும் அது 20 நிமிடங்களுக்கு நிற்க வேண்டும். இப்போது நீங்கள் இந்த நிவாரணம் மூன்று முறை ஒரு நாளைக்கு சிறிய பகுதியி-னுள் பாதுகாப்பாக பயன்படுத்தலாம்.

இருமல் எலுமிச்சை இஞ்சி - எலுமிச்சை இருமல் உதவியுடன் இஞ்சி மற்றும் இந்த முறையை சிகிச்சையளிக்க முடியுமா? ஒரு குளிர் வினோதமான அறிகுறியை அகற்று-வதற்கு, நீங்கள் அதிசயமான குடிக்க பயன்படுத்த வேண்-டும், இது ஒரு குறுகிய காலத்தில் மொழியில் அவரது காலில் ஒரு நபரை வைக்கும். ஆனால் ஒரு நல்ல விளைவை **ஏற்பதற்கு, நீங்கள் சரியாக தேநீர்தயாரிக்க வேண்டும்.**

ஒரு ஆரோக்கியமான மற்றும் சுவையான கருவிகளை தயாரிப்பதற்காக, நீங்கள் இஞ்சி, பால் மற்றும் தேன் எடுத்-துக் கொள்ள வேண்டும். முதல் விஷயம் பிரதான மூலப்-பொருள் சமாளிக்க உள்ளது. இது சுத்தம் மற்றும் இறுதியாக தேய்க்கப்பட்டிருக்கிறது, ஆனால் ஒரு திட கூடுதலாக விருப்பத்தை கூட மோசமாக இல்லை. இந்த விஷயத்தில், குறிப்பிட்ட வேறுபாடு இல்லை. அதன்பின், சூடான பால் ஒரு கண்ணாடி எடுத்து இஞ்சி கொண்டு நீர்த்தப்படுகிறது. மற்றும் பிந்தைய ஒரு குழம்பு அல்லது திட வடிவில் இருக்க முடியும். அடுத்து, தேன் மற்றும் மஞ்சள் சுவை சேர்க்கப்-படும். எல்லாமே கலக்கப்பட்டு 40 நிமிடங்களுக்கு நீடிக்-

கும்.இது ஒரு சூடான இடமாகவும், இது பாதுகாப்பான முறையில் மூடப்பட்ட ஒரு சாதாரண போர்வையுடனும் பானம் தரும் நல்லது, மிகவும் பொருத்தமானது.

ஒதுக்கப்பட்ட நேரத்திற்குப் பிறகு, நீங்கள் நிதி பெற தொடங்க முடியும். ஒரு நாளைக்கு 2-3 கண்ணாடிகள் குடிக்க பரிந்துரைக்கப்படுகிறது. இருமல், இஞ்சியுடன் இஞ்சியுடன் வரும் விளைவு நீண்ட காலம் அல்ல, சூழ்நிலையை சீர்குலைக்கும் ஒரு சிறந்த வழியாகும்.

எலுமிச்சை கொண்டு இஞ்சி குடிக்க எப்படி?

எலுமிச்சைக்கு இஞ்சி குடிக்கத் தெரியுமா? முதல் பார்வையில், அது பற்றி சிக்கலான ஒன்றும் இல்லை. ஆனால் அது? உண்மையில் ஒரு அற்புதமான பானம் முறையாக நுகரப்படும் வேண்டும். ஏனென்றால் அதன் நன்மை என்னவென்றால், இது ஒவ்வாமை ஏற்படுத்தும்.

இஞ்சி மற்றும் எலுமிச்சை கொண்டு தேநீர் குடிக்க எப்படி? இந்த விவகாரத்தை அணுகுவதற்கு முன், நீங்கள் அதை முதலில் தயாரிக்க வேண்டும். எனவே, இஞ்சி வேர் எடுத்து, ஒரு சிறிய துண்டு அதை வெட்டி, இது ஒரு grater மீது தரையில் இருக்க வேண்டும். மேலும், சுவை மேம்படுத்த தேன் ஒரு ஸ்பூன் சேர்க்க. நீங்கள் எலுமிச்சை சாறு கசக்கி, அல்லது ஒரு சில துண்டுகள் போட வேண்டும் பானம் விளைவு அதிகரிக்க. பிறகு, இது கொதிக்கும் தண்ணீரை ஊற்றி, 20-30 நிமிடங்கள் கஷாயம் பயன்படுத்த வேண்டும். பானம் தயார், அடுத்த என்ன செய்ய வேண்டும்? அதை சரியாக பயன்படுத்த முக்கியம்.

இஞ்செருக்கு பல பயனுள்ள பண்புகள் உள்ளன என்று பலருக்குத் தெரியும். ஆனால் இந்த போதிலும், அவர் திறன் மற்றும் தீங்கு. ஆகையால், சிறிய அளவிலான பானம் குடிக்கலாம், எனவே நாளொன்றுக்கு 2-3 கண்ணாடிகள் போதுமானதை விட அதிகமாக இருக்கும். இயற்கையாகவே, விரைவாக எடை இழக்க விரும்பும் அந்த பெண்களுக்கு இதைப் பயன்படுத்தலாம். ஒரே ஒரு விரைவான விளைவை நம்புகிறேன் அது மதிப்பு இல்லை. எல்லா இடங்களி-

லும் நீங்கள் அளவை அறிந்து கொள்ள வேண்டும். எலு-மிச்சை கொண்ட இஞ்சி மிகவும் பயனுள்ளதாக இருக்கிறது, ஆனால் நீங்கள் விதிமுறைகளை மீறக்கூடாது.

எலுமிச்சை கொண்டு இஞ்சி என்ன சமையல் பயனுள்ளதாக இருக்க முடியும் மற்றும் பொதுவாக ஒரு பானம் செய்ய எப்படி? இது மிகவும் எளிது. முக்கிய பொருட்கள் இயற்கையாக எலுமிச்சை இஞ்சி மற்றும் தேன். பிந்தைய தீர்ப்பளிக்கப்பட முடியும், ஆனால் இப்போது அது போன்ற பானம் பெற சாத்தியம் இல்லை, அது மிகவும் கூர்மையான இருக்கும்.

முதலில் செய்முறை. நீங்கள் எலுமிச்சை, இஞ்சி மற்றும் தேன் எடுக்க வேண்டும். முக்கிய மூலப்பொருளின் வேர் வேகவைத்த மற்றும் தரையில் உள்ளது, அதன் பின் எலுமிச்சை சாறு அதை அழுத்துகிறது மற்றும் தேன் ஒரு ஸ்பூன் சேர்க்கப்படுகிறது. இவை அனைத்தும் முற்றிலும் கலக்கப்பட்டு கொதிக்கும் நீரில் ஊற்றப்படும். அடுத்த 20 நிமிடங்களுக்கு உடனே குடிக்க வேண்டும். 2-3 கப் ஒரு நாள் அனைத்து "கெட்ட" ஒரு தீர்வு பயன்படுத்த.

இரண்டாவது செய்முறையை. பொருட்கள் அதே உள்ளன, ஆனால் விளைவு அதிகரிக்க, நீங்கள் ஒரு சிறிய மிளகு சேர்க்க முடியும். எனவே, எல்லாம் முந்தைய செய்முறையை போலவே செய்யப்படுகிறது. இங்கே மட்டும் இஞ்சி கொதிக்க அவசியமில்லை. இந்த வழக்கில், அதிக அழுத்தம் கருப்பு மிளகு மீது வைக்கப்படுகிறது. குடிநீர் அதில் சேர்க்கப்படும் போது, சிறிது எரியும் பொருட்களால் "எறியுங்கள்" என்பது அவசியம். இத்தகைய தீர்வு ஒரு பொதுவான குளிர் இருவரையும் குணப்படுத்தும், மேலும் அந்த கூடுதல் பவுண்டுகளை விடுவிக்கலாம். அனைத்து பிறகு, எலுமிச்சை கொண்டு இஞ்சி உண்மையில் பல சந்தர்ப்பங்களில் உதவும்.

தேன் மற்றும் எலுமிச்சை இஞ்சி - தேன் மற்றும் எலுமிச்சைகளுடன் இஞ்சி சலிப்புடன், சண்டையிடும் போதும், அதிக எடை கொண்டது. இந்த பொருட்களின் நேர்மறை

பண்புகள் என்ன? ஒன்றாக, அவர்கள் மனித உடலில் ஒரு நல்ல விளைவை ஏற்படுத்தும். எனவே, சலிப்புடன், எலுமிச்சை மற்றும் தேன் கொண்ட இஞ்சி உடலில் இருந்து தொற்றுநோயை விரைவில் "வெளியேற்ற முடியும். மேலும், மருந்துகளின் பயன்பாடு, கட்டாயமில்லை. இது ஒரு அதிசயம் தீர்வு மற்றும் அதை தினசரி 2-3 கப் பயன்படுத்த போதும்.

இஞ்சியின் கலவை கனிமங்கள், வைட்டமின்கள் மற்றும் அத்தியாவசிய எண்ணெய்கள் ஆகியவற்றைக் கொண்டுள்ளது. இதற்கு நன்றி, அது சலிப்புகளை அகற்றுவது மட்டுமல்லாமல் முழு உடல் முழுவதையும் வலுப்படுத்தவும் சாத்தியமாகும். இறுதியாக, இந்த மூலப்பொருளின் நுகத்தின் கீழ், அந்த கூடுதல் பவுண்டுகள் அனைத்தும் தங்களை விட்டுச்செல்லும். எலுமிச்சை மற்றும் தேன் இந்த விளைவுகளை மேம்படுத்தும்.

இஞ்சி மற்றும் எலுமிச்சை தேயிலை - இஞ்சி மற்றும் எலுமிச்சை மற்றும் எப்படி சரியாக தயாரிக்க பயன்படுகிறது? உண்மையில், இந்த பானம் வெறுமனே மிகவும் சக்திவாய்ந்த பண்புகளை கொண்டுள்ளது. எனவே, இஞ்சி அதன் கலவை வைட்டமின் A மற்றும் B, கனிமங்கள் மற்றும் அத்தியாவசிய எண்ணெய்களில் கொண்டுள்ளது. இந்த வளர்சிதை வேகத்தை அதிகரிக்கவும், உடலை வலுப்படுத்தவும், ஜலதோஷம் மற்றும் கூடுதல் பவுண்டுகள் பெறவும் முடியும். வைட்டமின் சி கொண்டிருக்கும் எலுமிச்சை உடன், இந்த பண்புகள் பல முறை அதிகரிக்கப்படுகின்றன. இயற்கையாகவே தேன் அனைத்து இந்த வலுவூட்டும் வலுவூட்டுகிறது.

ஒரு அற்புதமான தேநீர் எப்படி செய்வது? இது எளிது, நீங்கள் இஞ்சி எடுத்து, எலுமிச்சை சாற்றை அரைக்க வேண்டும். நீங்கள் ரூட் கொதிக்க மற்றும் அதை எலுமிச்சை சாறு குறைக்க முடியும். அவர் விரும்புகிறார் ஒவ்வொருவருக்கும். குறிப்பிட்ட செய்முறை இல்லை. எந்தவொரு விஷயத்திலும் பொருள்களின் அனைத்து பயனுள்ள பண்புகள் இருக்கின்றன. அதன் பிறகு, இதன் விளைவாக

கருவி தேன் கொண்டு சுவை மற்றும் கொதிக்கும் நீர் ஊற்றப்படுகிறது. நீங்கள் 20-40 நிமிடங்கள் வலியுறுத்தி தேநீர் கொடுக்க வேண்டும். அது ஒரு நாளைக்கு 2-3 க்கும் மேற்பட்ட கண்ணாடிகள் ஒன்றில் உட்கொள்வதில்லை. இந்த நோய் எதிர்ப்பு அமைப்பு வலுப்படுத்தி, மற்றும் சளி-கள் எதிரான போராட்டத்தில் தடுப்பு செயல்படும், மற்றும் அதிக கொழுப்பு நீக்க வேண்டும். பொதுவாக, எலுமிச்சை கொண்டு இஞ்சி பல "பிரச்சினைகள்" ஒரு சக்தி வாய்ந்த சஞ்சீவி உள்ளது.

எலுமிச்சை மற்றும் இஞ்சி கொண்ட நீர் - எலுமிச்சை மற்றும் இஞ்சியுடன் சாதாரண தண்ணீர் பயனுள்ள பண்-புகள் உள்ளன. இயற்கையாகவே, இந்த விஷயத்தில், அனைத்து நேர்மறை "குணங்கள்" முக்கிய பொருட்களின் தோள்களில் இருக்கும். நீர் உடலில் சரியாக ஜீரணிக்க உதவுகிறது. எனவே, அத்தகைய வழிமுறையை தயாரிப்ப-தற்கு, நீங்கள் அனைத்து அதே பொருட்கள் எடுக்க வேண்-டும்.

இஞ்சி இறுதியாக வெட்டப்பட்டது அல்லது வெறுமனே தரையில், பின்னர் எலுமிச்சை சாறு சுவை. இதன் விளை-வாக கொடியானது கொதிக்கும் நீரை ஊற்றுவதாகும். அடுத்ததாக நீங்கள் 40 நிமிடங்களை தனியாக விட்டுவிட வேண்டும், அடுத்து என்ன செய்வது? அநேக நோய்களுக்கு இதன் விளைவாக தீர்வுகளை எடுத்துக் குடிப்போம். ஆனால் அவர்களை துஷ்பிரயோகம் செய்யாதீர்கள்! தின-மும் 2-3 கண்ணாடிகள் இல்லை.

நீங்கள் எல்லாம் வேகமாக சமைக்க முடியும். இஞ்சி வேர் ஒரு துண்டு பீல், ஒரு சிறிய எலுமிச்சை வெட்டி தண்-ணீர் முழுவதும் அதை ஊற்ற. அது சுமார் 10 நிமிடங்கள் மற்றும் குடிக்க. இந்த கருவியை பெரிய அளவுகளில் பயன்-படுத்த முயற்சி செய்ய வேண்டிய அவசியமில்லை, உடல் கடினமாக இருக்கும், குறிப்பாக ஒரு நபர் முன்பு குடிக்கக் கூடாது என்றால். அனைத்து பிறகு, எலுமிச்சை கொண்டு இஞ்சி ஒரு ஒவ்வாமை எதிர்வினை ஏற்படுத்தும்.

எலுமிச்சை மற்றும் புதினா கொண்டு இஞ்சி - எலு-மிச்சை மற்றும் புதினா கொண்டு இஞ்சி, அதன் பயன்பாடு மற்றும் எப்படி இந்த கருவி சமைக்க வேண்டும்? இஞ்சி எப்போதும் பல நன்மைகளை உடையதாக நம்பப்படுகிறது. இது ஒரு புரிந்துகொள்ள முடியாத ரூட் அல்ல, ஆனால் பல நோய்களுக்கு முழு தொற்றுநோய். இதனால், இஞ்சி-யின் கலவை மிக முக்கியமான வைட்டமின்கள், அதாவது ஏ மற்றும் பி ஆகியவை அடங்கும். கூடுதலாக, ஒரு இடம் மற்றும் தாதுக்கள் மற்றும் அத்தியாவசிய எண்ணெய்கள் உள்ளன. எலுமிச்சை போன்ற, இது பயனுள்ளதாக பண்-புகள் இல்லாமல் இல்லை, முக்கிய இது வைட்டமின் சி. மிதமான உள்ளடக்கம், ஒரு அடக்கும் விளைவை மற்றும் மேலே பொருட்கள் விளைவு அதிகரிக்க முடியும். பொது-வாக, இது ஒரு நல்ல கலவை.

இப்போது செய்முறையை பரிசீலிப்பதைத் தொடர வேண்-டும். எனவே, ருசியான மற்றும் ஆரோக்கியமான தேநீர் தயாரிப்பதற்கு நீங்கள் இஞ்சி, எலுமிச்சை மற்றும் புதினா எடுக்க வேண்டும். முதல் பொருள் ஒரு சிறிய அளவு எடுத்து, போதுமான துண்டுகள் 20-30 கிராம் எடையுள்ள. எலுமிச்சை சுவைக்கு சேர்க்கப்படுகிறது, ஆனால் பழத்தின் பாதிக்கும் மேல் இல்லை. புதினாப் பொறுத்தவரை, இந்த விஷயத்தில் எல்லாம் தனிப்பட்டது. இலைகளை ஒரு ஜோடி மிகவும் ஏற்றது. இவை அனைத்தும் கலக்கப்பட்டு கொதிக்-கும் தண்ணீரை ஊற்றின. அந்த புதினா மேல் அடுக்கப்பட்ட பிறகு, இது 20-40 நிமிடங்களுக்கு தனியாக இருக்கும். பின்னர் நீங்கள் எலுமிச்சை மற்றும் புதினா இஞ்சி குடிக்க முடியும், ஆனால் 3 கப் ஒரு நாள் இல்லை.

எலுமிச்சை மற்றும் இலவங்கப்பட்டை கொண்டு இஞ்சி - நீங்கள் கூடுதல் பவுண்டுகள் பெற விரும்பினால், எலுமிச்சை மற்றும் இலவங்கப்பட்டை கொண்டு இஞ்சி நீங்கள் என்ன தேவை. தனியாக, இஞ்சி உடல் மட்டுமே "பயன்" செய்ய முடியும். அது எந்த அபாயத்தையும் ஏற்படுத்தாது, ஆனால் நீங்கள் அதை துஷ்பிரயோகம் செய்தால், அது ஒரு ஒவ்-

வாமை எதிர்வினைக்கு மிக அருகிலேயே இல்லை. எலுமிச்சை இஞ்சின் வேலை அதிகரிக்கிறது, மற்றும் இலவங்கப்பட்டை அதிக கொழுப்பு வைப்புகளை எரிக்க உதவுகிறது. இங்கே, எல்லாம் எளிது..

எலுமிச்சை மற்றும் பூண்டுடன் இஞ்சி - ஒரு பெண் மட்டும் எடை இழக்க மாட்டாள், மற்றும் எலுமிச்சை மற்றும் பூண்டு இஞ்சி இந்த அவளுக்கு உதவும். இந்த மூன்று அற்புதமான பொருட்கள் எந்த கடினமான சூழ்நிலையையும் சமாளிக்க முடியும். இவ்வாறு, இது போன்ற பானமானது விரைவாக கொழுப்புகளின் விரைவான முறிவுக்கு உதவுகிறது.

இஞ்சி மற்றும் எலுமிச்சை ஜாம் - ஆரோக்கியமான மற்றும் சுவையான இஞ்சி மற்றும் எலுமிச்சை ஜாம் எந்த அட்டவணையில் பொருத்தமான இருக்கும். அதன் நன்மை நிறைந்த பண்புகள் மற்றும் நம்பமுடியாத சுவை காரணமாக, இஞ்சி மரியாதை பெறவும் உலகளாவிய விநியோகத்தை பெறவும் முடிந்தது. எனவே, இந்த பொருட்கள் சேர்த்து என்ன கண்டுபிடிக்கப்பட்டது. உண்மையில் இஞ்சியானது பல பயனுள்ள பண்புகளைக் கொண்டது, எனவே அதைக் குறைத்து மதிப்பிடுவது எளிது. சமீபத்தில், பல பெண்கள் இந்த மூலப்பொருள் இருந்து ஜாம் தயார் செய்ய தொடங்கியது. உண்மையில் அது சுவையாக அல்ல, ஆனால் மிகவும் பயனுள்ளதாக உள்ளது.

எலுமிச்சையின் மருத்துவ பயன்கள் - தமிழகத்தின் லெமன் சிட்டி என்ற பெருமை புளியன்குடிக்கு சொந்தமானது.தமிழகத்தின் பெரும்பாலான பகுதிக்கு லெமன் ஏற்றுமதி புளியங்குடியில் இருந்துதான் நடைபெறுகிறது.கேரளா மாநிலத்துக்கு கூட இங்க இருந்து தான் செல்கிறது .அதுமட்டுமல்ல வெளிநாட்டுக்கு கூட ஏற்றுமதி செய்கிறார்கள்.

தமிழ்நாட்டில் அதிகமாக விளையக்கூடிய பழங்களில் ஒன்று எலுமிச்சை.எலுமிச்சைக்கு சீசனை கிடையாது.அது எல்லா காலங்களும் கிடைக்கக்கூடிய பழங்களில் எலுமிச்சையும் ஒன்றாகும்.ஆறு சுவைகளில் ஒன்று எலுமிச்சை

புளிப்பு தன்மை வாய்ந்தது.நம் கண்ணுக்கு தெரியாத பல நன்மைகள் எலுமிச்சையில் அடங்கியுள்ளது.எலுமிச்சையில் வைட்டமின் சி அதிகமாக உள்ளது.எலுமிச்சைசாறு அழகு குறிப்புகளுக்கு அதிகமாக பயன்படுத்தப்படுகின்றன.எலுமிச்சையில் பல விதமான நறுமண பொருட்கள் தயாரிக்கப்படுகின்றன.இதில் அடங்கியுள்ள கண்ணுக்கு தெரியாத மருத்துவகுணகளை பற்றி பார்க்கலாம்.

1.வைட்டமின் சி குறைவினால் வரும் ஸ்கர்வி நோய்க்கு எதிரானது எலுமிச்சை.

மேலும் பசியை தூண்டுதல்,தசை இறுக்கி ,ஜீரண ஊக்குவி ,வயிற்று வலியை தீர்க்கும்,வாந்தியை நிறுத்தும் தன்மை எலுமிச்சைக்கு உண்டு.அதோடு மயக்கம் வாந்தி,வாய் குமட்டல்,நீர் வேட்கை,வெறி ,கண் நோய்,காது வலி போன்றவற்றை குணப்படுத்தும் தன்மை எலுமிச்சை பழத்திற்கு உண்டு.

2.இறந்த செல்களை புதுப்பிக்கும் தன்மை எலுமிச்சைக்கு உண்டு.எலுமிச்சை சாறையை பயன்படுத்துவதால் முகப்பருக்களை தடுக்கலாம்.

3.எலுமிச்சை காற்றில் உள்ள மாசுபடுதலை நீக்கி தூய்மையான காற்றை தருவதுடன் தீமை தரும் பாக்டீரியாகளை அழித்து தூய்மையான காற்றை நுகர உதவுகிறது.

4.தேள் கொட்டினால் அந்த இடத்தில் எலுமிச்சை பழத்தை இரண்டாக நறுக்கி இரண்டு துண்டுகளையும் தேய்க்க தேளின் விஷயம் இறங்கும்.

5.உடல் பருமனை மற்றும் தொப்பையை குறைக்க வெண்ணீரில் எலுமிச்சை சாறு தேன் ஆகியவை கலந்து வெறும் வயிறில் குடித்து வந்தால் உடல் பருமன் மற்றும் தொப்பையை எளிதில் குறைக்கலாம்.

6.தூங்க போவதற்கு முன் ஒரு துண்டு எலுமிச்சை அருகில் வைத்து கொண்டு தூங்கினால் எலுமிச்சையில் வரும் மணத்தால் உடல் மற்றும் மனம் அமைதி பெற்று மனஅழுத்தம் உண்டாவதை தடுக்கலாம்எலுமிச்சை பழத்தில் இருந்து வரும் நறுமணம் நாம் ரத்த அழுத்தத்தை குறைக்க

உதவுகிறதுஆகையால் நாம் தூங்க போவதற்கு முன் எலுமிச்சை பழத்தை வைத்து கொள்வது நல்லது அதுமட்டுமல்லால் எலுமிச்சையில் இருக்கும் நறுமணம் மூளையில் உள்ள செரடோனின் எனும் கார்மோனின் உற்பத்தியை பெருக்கி மனசை நிம்மதியாகவும் மனதின் என்னங்களை நேர்மையாக செயல் பட வைக்கிறது.

7.எலுமிச்சை பழத்தை தலைக்கு தேய்த்து குளித்து வந்தால் தலையில் இருக்கும் பேன், பொடுகுத்தொல்லை நீங்கும். பித்தம் ,வெறி ,உடல் உஷ்ணம் குறையும்.

8.நகச்சுற்று வந்தவுடன் எலுமிச்சை பழத்தை துளையிட்டு விரலை அதனுள் சொருகி வைக்க வலி குறையும்.

9.மேலும் எலுமிச்சை சாறில் தேன்கலந்து குடித்து வர வறட்டு இருமல் தீரும். இதனுடன் மோர் கலந்து குடிக்க ரத்த அழுத்தம் குறையும்.

10.நீர்ச்சுருக்குபித்த நோயவெட்டை சூடுமலச்சிக்கல் ஆகியவற்றிக்கு எலுமிச்சை சாறுடன் சர்க்கரை அல்லது உப்பு சேர்த்து கலந்து குடித்து வந்தால் தகுந்த நிவாரணம் பெறலாம்.

6. உருளையின் கருணை

- கவிஜி

நெல்லுக்கு பாய்வது புல்லுக்கும் பாய்வது என்பது போல... இந்த உருளைக்கிழங்கு.

இதை காணும் போதெல்லாம் உலகம் மட்டுமா உருண்டை... உள்ளே உருண்டு கொண்டிருக்கும் மானுட பசியும் உருண்டை என்று தான் தோன்றும்.

பீன்ஸ் குழம்புடனும்... கூட இருக்கும். கத்திரிக்காய் முருங்கைக்காய் கூட கிடக்கும். கேரட் பீட்ரூட்டா... அது கூடவும் கிடக்கும். முள்ளங்கி சாம்பாரா... அதிலும் கிடக்கும். அட கறிக்குழம்பில் கூட..... நானும் இருக்கேன் நானும் இருக்கேன் என்பது போலவே தவித்து கிடக்கும். ஒரு குழம்பின் பூரணத்துவம் இந்த கிழங்கின் தத்துவத்தில்

தான் இருக்கிறது என்று நம்பலாம்.

சிறு வயதில் எந்த தட்டில் இருக்கும் உருளைக்கிழங்கும் என் வாய்க்கு வந்து விடும்.

"இந்தா.... இந்தா...." என பாட்டி தட்டில் இருக்கும் உருளைக்கிழங்கு... தாத்தா தட்டில் கிடப்பது... அத்தை மாமா தட்டில் இருந்தும்.... போகிற போக்கில் வாய் மெல்ல... போய்க்கொண்டே இருப்பேன். அது இப்போது வரை தொடர்கிறது. கவிக்குயில் தட்டில் இருக்கும் உருளைக்கிழங்கும் என்னை நோக்கி நீளும். முக்கியமாக எழுதிக் கொண்டிருக்கும் போது கூட... அப்படியே எடுத்து ஒரு நசுக்கு நசுக்கி வாய்க்குள் திணித்து விட்டு கடந்து விடுவாள். தின்பது உருளை என்பதால்... வாய் மறுக்காது. எழுதுகின்ற வசனமும் மறக்காது.

எப்போதுமே உருளைக்கிழங்கை சோறோடு பிசைந்து சாப்பிடுவது ஒரு பழக்கமாகவே ஆகி விட்டது. முட்டையின் மஞ்சள் கருவை எப்படி சோற்றோடு பிசைந்து உன்பேனோ... அப்படி ஒரு பழக்கம். எப்போதிருந்தோ. இப்போதும். சோற்றுக்கும் குழம்புக்கும் இடையே மசியும் அதன் சுவை... உருளைக்கிழங்கில் என்ன சுவை என்று இன்று வரை தடுமாற்றம் தான். ஆனால் மெல்லுவதற்கும் தின்பதற்கும் ஒரு மாதிரி நன்றாக இருக்கும். பற்கள் பதிய பதிய உள்ளே இறங்கும் இலகு... இனிதான நினைப்பை உருட்டி விடும். பால்யத்தில் இருந்து மாறாமல் இருக்கும் ஒரு வித நெருக்கமான உணர்வு உருளைக்கிழங்கு. அதில் பொட்டாசியம் இருப்பது பின்னாட்களில் தெரிந்து கொண்டாலும்.. சிறு வயதில் ஒரு வெந்த உருளைக்கிழங்கை கையில் பிடித்து கடித்து கொண்டே கடைக்கு போய் வருவது... என்னை கடைக்கு போய் வர செய்யும் தின்பண்ட கூலி.

தின்பண்டம் இல்லாத போது சுலபமாக ஒரு உருளைக்கிழங்கை தண்ணீரில் போட்டு வேக வைத்து... எடுத்து உரித்து.... குடுத்து விடும் பாட்டி. ஆவி பறக்க பற்களில் மட்டும் படும்படி கடித்து கடித்து கொறிப்பது... ஏதாவது தின்ன வேண்டும் என்ற அரிப்புக்கு மெது மெது தீனி.

உருளைக்கிழங்கில் பொரியல்.. வறுவல்... மசித்து அப்படியே ஒரு கூட்டு மாதிரி செய்தல்... உருளைக்கிழங்கு மசால்... என உருளையில் தொக்கு கூட செய்வார்கள்.

கத்திரிக்காய் உருளைக்கிழங்கு போட்டு கூட்டு மாதிரி கெட்டியாக செய்யும் கிரேவி சோற்றை இழுத்து விடும் சொக்குபொடி. சொல்லப் போனால் உருளைக்கிழங்கு இல்லாத எந்த குழம்பும் இல்லை என்று தான் நினைக்கிறேன். வெறும் பருப்பு குழம்பில் கூட நாலைந்து உருளை தென்படும். சில போது தோல் உரிந்திருக்கும். சில பொது சாப்பிடும் போதே வாயால் கடித்து உரித்துக் கொள்வேன்.

தக்காளி சாதம்... தயிர் சாதம்...புளி சாதம்... லெமன் சாதம்... கேரட் சாதம்... பீட்ரூட் சாதம்... முட்டை சாதம் மாதிரி... உருளைக்கிழங்கு சாதமும் கால போக்கில் அறிமுகம் ஆனது. உருளையின் சிறப்பம்சமாக நான் பார்ப்பது அது இன்னும் இன்னும் வேண்டும் என்று நாவை நீட்டிக் கொண்டே இருக்க செய்யும் அந்த உப்பு கரிப்பின் கரிசனம் தான்.

உருளை கிழங்கை அளவாய் வேக வைத்து எடுத்துக் கொள்ள வேண்டும். பிறகு எண்ணெயில் கடுகு பொரிந்ததும்... எடுத்து வைத்த உருளையை... பாதி பாதியாய் மசிச்சு வதக்க வேண்டும். இந்த வதக்கல் தான் எந்த ஒரு சமையலின் சுவைக்கும் ஆதாரமாக இருக்கிறது. உடற்பயிற்சி பிறகு தான். வாம் அப் முதலில். அப்படி.. வதக்கலில் விதங்கள் மாறலாம். ஆனால் வதக்கலே வாய்க்கு ருசியை வக்கணையாக தொடுக்கிறது என்பேன். மிளகாய்த் தூள் கொஞ்சம்...போட்டு விட்டு... நாலு பூண்டை நசுக்கி உள்ள போட்டுக் கொள்ளலாம். இந்த பூண்டின் மகத்துவம் அலாதி. இதயத்துக்கு அத்தனை நல்லது. வாய்வு பிடி பிடித்து விட்டால் நாலு பூண்டு பற்களை சுட்டு வாயில் போடுவார் மாமா. நானும் எனக்கொன்னு என்று கேட்டு வாங்கி வாயில் போட்டு அதன் கார நெடி கண்களில் துளிர்க்க துளிர்க்க தின்று முடிப்பேன்... அப்படி பூண்டு... சுவையின் பிரியம் தாண்டி... உடல் பலத்துக்கு தூணாகவும் ஆகிறது.

அப்புறம்... ஒரு கைப்பிடி கருவேப்பிலையை மெல்லிசாக அரைத்து வதங்கி கொண்டிருக்கும் சமாச்சாரத்தோடு சேர்த்து இன்னும் வதக்க வேண்டும். அந்த நேர வாசமும்... நிறமும்... வாணலியில் தம்புரா வாசிக்கும் ருசியின் ருது.

இறுதியாக சீரகப் பொடியை போட்டு.... உப்பு சரி பார்த்து.. ஆறின சோற்றை கலந்து விட்டால் உருளைக்கிழங்கு சோறு தயார்.

டிபன் பாக்ஸில் போட்டு மதியம் கொண்டு போகும் போது.... எப்படா மதியம் வரும் என்று எதிர் பார்க்க தோன்றும். எப்போதும் பகிர்ந்து உண்ணும் பக்குவம்... உருளைக்கிழங்கு சோறு அன்று பக்காவா பிளான் போட்டு தப்பித்துக் கொள்ளும். தனியாக முழுக்க தின்று முடிக்கையில் வயிறு நிறைந்து முகமும் நிறைந்து... ஆனாலும் இன்னும் கொஞ்சம் சாப்ட்டா என்ன என்று கூட தோன்றும். ஒவ்வொரு வாய் சோற்றுக்கும்.... நடுவே வந்து வந்து மெது கடிபடும் உருளைத் துண்டுகள்... உண்மையில் ருசியின் தூண்டல்கள்.

உருளையில் பொட்டாசியம் அதிகம் இருப்பதால் இதயத்திற்கு நல்லது. இதயமற்று கத்தும் BP உள்ளோருக்கும் நல்லது. வயிறு தொடர்பான பிரச்சனைகளுக்கு உருளைக்கிழங்கு சாறு சரியான மருந்து என்று இணையம் சொல்கிறது. உருளைக் கிழங்கில் உள்ள மாவுச்சத்து... அடிவயிறு மற்றும் இரைப்பைகளில் உள்ள குழாய்கள் வீங்குவதையும் அவற்றில் நச்சுநீர் தேங்குவதையும் முன்கூட்டியே தடுத்து உடலுக்கு பக்க பலமாக இருக்கிறது என்பது கூடுதல் தகவல். கலோரியும் குறைவு. கண்களை திறந்து கொண்டே தின்னலாம்.

வாரத்துக்கு ஒரு நேரம் உருளைக்கிழங்கு சாதம் சாப்பிடுவது பலே லக்கா ஆட்டம் போடும் நாவுக்கு நல்லது.... அதே நேரம் சோறு குழம்பு பொரியல்னு செஞ்சு செஞ்சு சலித்து போகிற எந்த வீட்டு சமைப்பவருக்கும்... நல்லதோ நல்லது.

7. புதிய முகச்சவரத் தொழில்நுட்பம்

- டாக்டர் செ.கண்ணன்

உலகெங்கும் உள்ள ஆண்கள் முகச்சவரம் செய்வதற்கு சவரப் பசை (Shaving Cream) மற்றும் நோய்த் தடுப்பு திரவம் (Antiseptic liquid) ஆகியவற்றை பயன்படுத்துகின்றனர். இவற்றிலுள்ள வேதிப்பொருட்களினால் இளமையில் தலைமுடி நரைப்பதற்கு முன்பே முகத்திலுள்ள முடிகள் நரைத்து விடுகின்றன. மேலும் வியர்வை வெளியேற்றம் தடைபடுவதால் உடல் வெப்பம் அதிகரிக்கிறது. இந்த வேதிப்பொருட்களினால் பல்வேறு உடல் உபாதைகளும், நோய்களும் ஏற்படுகின்றது. இதனை தவிர்ப்பதற்காக புதிய முகச்சவர திரவம் கண்டுபிடித்து, அதனை பல ஆண்டுகளாக பயன்படுத்தி நல்ல பலன் பெற்றுள்ளேன். இந்த திரவம் நாம் உணவிற்கு பயன்படுத்தும் தாவர எண்ணெய் மற்றும் தண்ணீர் கலந்த கலவையே ஆகும். இந்த கலவை உராய்வு நீக்கியாக செயல்படுவதால் முகத்தசைகளுக்கு எவ்வித பாதிப்பும் ஏற்படுவதில்லை. இந்த திரவத்திற்கு கிருமிகளை அழிக்கும் திறன் இருப்பதால் முகச்சவரத்திற்குப் பின்னர் நோய்த் தடுப்பு திரவம் (Antiseptic liquid) பயன்படுத்த தேவையில்லை. இந்த திரவத்தை பயன்படுத்துவதால் முகச்சவரத்திற்கு பயன்படுத்துகிற சவர அலகின் (Blade) செயல்திறன் பன்மடங்கு அதிகரிக்கிறது. மேலும் பொருளாதார வகையில் மிகவும் மலிவானது. சுற்றுச்சூழலுக்கும் உகந்தது.

நடைமுறையில் இருக்கின்ற முகச்சவர முறையினால் ஏற்படும் பாதிப்புகள்

நடைமுறையில் இருக்கின்ற முகச்சவர முறையினால் முகத்தின் அழகு, முகத் தசை, முகத்திலுள்ள முடி மற்றும் உடல்நலம் ஆகியவை பாதிப்படைகின்றன. இதற்கு காரணம் முகச்சவர பசையில் இருக்கின்ற கீழ்க்கண்ட வேதிப் பொருட்களே ஆகும்.

1. ஸ்டீரிக் அமிலம் (8.2சதவிகிதம்) தோல் அரிப்பை ஏற்படுத்தும்

2. டிரைஎத்தனாலமீன் (3.7சதவிகிதம்) தோல் மற்றும் உடல் உள்உறுப்புகளை பாதிக்கும்

3. கிளிசரின் (5சதவிகிதம்)

4. லனோலின் (2சதவிகிதம்)

5. பாலி ஆக்ஸிஎத்திலீன்சார்பிட்டன்மோனோஸ்டீரெட் (6சதவிகிதம்) தோல் மற்றும் உடல் உள் உறுப்புகளை பாதிக்கும்

6. நீர் (74.6சதவிகிதம்)

7. நறுமணமேற்றி (0.5சதவிகிதம்) ஒவ்வாமை மற்றும் மூச்சுத் திணறலை ஏற்படுத்தும்

மேற்கண்ட வேதிப் பொருட்களுடன் மேலும் சில உடல்நலத்திற்கு பாதிப்பை ஏற்படுத்தும் வேதிப்பொருட்களும் சேர்க்கப்படுகின்றன. அவையாவன

1. டை எத்தனால் அமீன் - இது நைட்ரசோடை எத்தனால் அமீனாக எளிதில் மாற்றமடைகிறது. இது உடலினுள் எளிதாக ஊடுருவும் தன்மை கொண்டது. இதனால் வயிறு, உணவுக் குழாய், கல்லீரல், பித்தப்பை மற்றும் சிறுநீரகப்பை போன்றவற்றில் புற்றுநோயை ஏற்படுத்தும்.

2. புரொப்பலீன் கிளைக்கால்

3. ஐசோ பியுட்டேன் - நரம்பு மண்டலத்தை பாதிக்கும்

4. அசிட்டிக் அமிலம் - தோலில் பாதிப்பை ஏற்படுத்தும்

இளமையில் முகத்திலுள்ள முடி நரைத்தல்

முடியானது கெரட்டின் என்னும் புரத கற்றைகளால் ஆனது. இது வெண்மை நிறமுடையது. ஆனால் மெலனின் என்ற கருமையான நிறமுடைய பொருளானது, கெரட்டின் புரத கற்றைகளுக்கு இடையில், ஈர்த்துக் கொள்ளப்படுவதால் முடி கருமை நிறமாக தெரிகிறது.

நடைமுறையில் உள்ள முகச்சவர பசையை தொடர்ந்து பயன்படுத்துவதால், மேற்கண்ட வேதிப் பொருட்களினால், வியர்வைத் துளையில் உள்ள மெலனினை உற்பத்தி செய்யும் மொனோசைட்டுகள் பாதிக்கப்படுகின்றன. இதனால்

மெலனின் உற்பத்தி குறைந்துவிடுகிறது. எனவே இளவயதில் முகத்திலுள்ள முடிகள் நரைத்து விடுகின்றன

உடல் வெப்பம் - மேலே குறிப்பிடப்பட்டுள்ள வேதிப்பொருட்கள், வியர்வைத் துளையை அடைத்து விடுவதால், வியர்வை வெளியேற்றம் தடைபடுகிறது. இதனால் உடல் வெப்பம் அதிகரிக்கிறது. இந்த அதிகப்படியான உடல் வெப்பத்தால் கண் எரிச்சல், தூக்கமின்மை மற்றும் உடல் உபாதைகள் போன்ற பாதிப்புகள் ஏற்படுகிறது

சவர அலகு (Blade) - மேலே குறிப்பிடப்பட்டுள்ள வேதிப்பொருட்கள் சவர அலகின் கூர்மையான அலகை அரிக்கும் தன்மை உடையவை. இதனால் சவர அலகின் செயல்திறன் வெகுவாக குறைகிறது.

நோய்த் தடுப்பு திரவம் - நோய்த் தடுப்பு திரவத்தில் இருக்கின்ற வேதிப்பொருட்களான குளோரோசைலினால் ஒவ்வாமை போன்ற பாதிப்புகளை உருவாக்கும்

சுற்றுச்சூழல் பாதிப்பு - மேலே குறிப்பிடப்பட்டுள்ள வேதிப்பொருட்கள் அனைத்தும் முகச்சவரத்திற்கு பின்னர், கழிவு நீரில் கலப்பதால் நீர் வாழ் உயிரினங்கள், தாவரங்கள் மற்றும் குடிநீரின் மூலம் மனிதர்களுக்கும் பாதிப்புகளை ஏற்படுத்துகிறது-

புதிய முகச்சவர முறை - மேற்கண்ட அனைத்து பிரச்னைகளுக்கு (சூரியகாந்தி போன்ற தாவரங்களிலிருந்து பெறப்பட்ட என்ற) தீர்வு காணும் வகையில் புதிய முகச்சவர திரவம் கண்டறியப்பட்டுள்ளது. இது தாவர எண்ணெய் மற்றும் தண்ணீர் கலந்த கலவை ஆகும். இந்த கலவை ஒரு கூழ்மமாகும். இந்த கூழ்மத்திற்கு அதிகமான உராய்வு நீக்கும் தன்மை உள்ளது. எனவே, இதனை பயன்படுத்துவதன் மூலம் முகச்சவரம் மிகத் தெளிவாகவும், எளிதாகவும் செய்து கொள்ளலாம்.

இந்த கூழ்மமானது மெலனினை உற்பத்தி செய்கின்ற மெலனோசைட்டுகளை பாதிப்பதில்லை. எனவே, மெலனின் உற்பத்தி சீராக இருப்பதால் இளமையில் முகத்திலுள்ள முடி நரைப்பதில்லை.

மேலும் உடலுக்கு தீங்கு விளைவிக்கக்கூடிய நச்சுத் தன்மை வாய்ந்த வேதிப்பொருட்கள் எதுவும் இல்லாததால், மேலே குறிப்பிடப்பட்ட உடல் நோய்கள் எதுவும் ஏற்படுவ-தில்லை. இத்திரவம் வியர்வை துளைகளை சுத்தம் செய்து விடுவதால் வியர்வை வெளியேற்றம் எளிதாகி, உடல் வெப்-பம் சமநிலைப்படுத்தப்படுகிறது. இதனால் நல்ல தூக்கம் வருவதுடன் கண் எரிச்சல் போன்ற பாதிப்புகள் தடுக்கப்ப-டுகின்றன. அகத்தின் அழகு முகத்தில் தெரியும் என்பதற்-கிணங்க அகத்தின் அழகும் முகத்தின் அழகும் கூடுகிறது இந்த புதிய சவர கூழ்மத்தை பயன்படுத்துவதால்.

இந்த புதிய முகச்சவர கூழ்மத்திற்கு சவர அலகின் கூர்முனைகளை அரிக்கும் தன்மை இல்லாததால், சவர அலகின் செயல்திறன் கூடுகிறது. மேலும் இந்த கூழ்மத்திற்கு நுண்கிருமிகளை எதிர்க்கும் சக்தி இருப்பதால், முகச்சவ-ரத்திற்கு பின் நோய்த்தடுப்புத் திரவம் எதுவும் பயன்படுத்-தத் தேவையில்லை. இந்த புதிய முகச்சவர கூழ்மத்தினால் சுற்றுச்சூழல் மாசுபடாது. இப்புதிய முறையை பயன்படுத்து-வதால் தனி நபர் சேமிப்பு அதிகரிப்பதால் நாட்டிற்கு பல ஆயிரம் கோடி ரூபாய் (ஓராண்டிற்கு) இலாபம் கிடைப்பதன் மூலம் நம் நாடு பொருளாதார வளர்ச்சி அடையும்.

8. "நான்" எனும் இளந்தலைமுறை

கே. சிவக்குமார்

எனது வகுப்புதான் ஒழுங்கீனத்திற்கு முன்மாதிரி. மற்ற வகுப்புகள் ஒழுங்கு என்று அர்த்தம் இல்லை. அவைகள் 99 சதவீதம் எனில் எம் மாணவர்கள் 100% எனலாம். பாட ஆசிரியர் வராத ஒரு தருணம் ஒரே சத்தம். சரியாக சொல்-வதெனில் கூண்டிற்குள் குரங்குகளை அடைத்தது போன்ற சூழல். முதல்வர் மூக்கை நுழைப்பதற்குள் நான் முந்திக் கொண்டேன். இரண்டாம் ஆண்டு மாணவர்களளெனில் வகுப்பை இரண்டாக்குவதுதான் கடமையா. உக்கிரத்துடன் நுழைந்தேன். ஆசிரியர் வந்ததற்கான ஒரு சமிக்கையும்

அவர்கள் வெளிப்படுத்தவில்லை. நிர்வாக அதிகாரத்தின் முன்பு ஆசிரியர்கள் வெறும் பொம்மை. இந்த உண்மையை நன்கு உணர்ந்ததால் வெறும் பொம்மையாகக் கருதி பொருட்படுத்தாமல் இருந்திருக்கலாம்.

பொம்மை ஆசிரியர்களிடம் அறிஞர்கள் உருவாகுவதில்லை. அறிஞர்களான ஆசிரியர்களே தம் வகுப்பில் மகத்தான தலைவர்களையும் அறிஞர்களையும் வளர்த்திருக்கிறார்கள். அடிமைகளும் பொம்மைகளும் தம் மாணவர்களை மனிதர்களாகக்கூட உருவாக்குவதில்லை. எம் வகுப்பில் ஒருபோதும் பொம்மையாக இருப்பதை நான் விரும்பியதில்லை. அந்த நாளும் அப்படித்தான் உருவெடுத்தது.

உள்ளே பத்து நிமிடமாக நின்று கவனிக்கிறேன். யாரும் என்னை கவனிப்பதாக தெரியவில்லை. ஒரு சிலருக்கு படிப்படியாக குரங்கு மலை ஏறியதும் மாணவராக உருமாறி அமைதியானார்கள். சிலர் மரியாதைக்காக எழுந்து நின்றார்கள். பாதி வகுப்பு அமைதியானது. மற்றவர்கள் உற்சாகம் இழந்தார்கள். உற்சாகம் இழந்ததால் வகுப்பும் அமைதியானது. அவர்களுக்கு பாட கல்வி முறை உற்சாகமாகவே இருப்பதில்லை.

அன்று நான் வழக்கமான முறையில் அமைதிபடுத்தவில்லை. ஓங்கிய குரலெடுத்து உருட்டிப் பார்க்கவில்லை. அவர்களிடம் பிரதிபலிக்கின்ற ஒழுக்கம் இன்மைகளை சுட்டிக்காட்டி ஒழுக்கம் குறித்த அறிவுரைகளை ஆர்ப்பரித்துக் கொட்டவில்லை. பெற்றோருக்கும் சமூகத்திற்கும் உங்களுக்கும் நீங்களே துரோகம் செய்கிறீர்கள் என்பதைச் சுட்டி காட்டவில்லை. நீங்கள் மாணவர்களே இல்லை! மாட்டு மந்தை போல் திரிகின்றீர்கள்! எப்படி மனிதராகுவீர்கள்! என்று உணர்ச்சிவசப்படவில்லை. தான்தோன்றித்தனத்தில் மூழ்கிவிட்டீர்கள் என்ற வழக்கமான உண்மையை நிர்வாணப்படுத்தவில்லை.

வகுப்பு மற்றும் விடுதி மாணவர்கள் குறித்த ஆய்வை தொடங்கியதிலிருந்து என் போக்கை படிப்படியாக மாற்றியுள்ளேன். எதையும் செய்யாமல் பரிதாபமாக நின்று

கொண்டிருந்தேன். வழக்கமில்லாத அமைதியுடன் மாணவர்கள் என்னை கவனித்துக் கொண்டிருந்தார்கள். அவர்களது கண்கள் பலவித உணர்வுகளால் மின்னின. பரிதாபம், ஏளனம், வியப்பு, வெறுப்பு, வெறுமை, ஆணவம், அடக்கம். பணிவு, அலட்சியம், இயலாமை எல்லாம் கலந்து கதம்பமாக வகுப்பறை அமைதி கொண்டிருந்தது.

தீப்பொறி அளவிற்கு பேச்சை தொடங்கினேன். எல்லோரும் இன்னும் பத்து நிமிடங்கள் பேசுங்கள் என்றேன். அவர்கள் சருகுகளை போல் உடனே பற்றிக் கொண்டார்கள். சிரிப்பும் அரட்டையும் பேச்சும் சேட்டையும் அமைதியை பலாத்காரம் செய்து கொண்டிருந்தன. சில வினாடிகளில் ஓங்கி குரலெடுத்து ஒன்று சொன்னேன். பத்து நிமிடத்திற்கு பிறகு நான் அழைப்பவர் முன்னே வந்துவிட வேண்டும். பத்து நிமிடங்கள் பேசிய அனுபவத்தை இரண்டு நிமிடத்திற்கு குறையாமல் முன் நின்று பேசிவிட வேண்டும். உங்கள் நட்பார்ந்த பேச்சு உங்கள் அறிவை, உணர்வை, வாழ்வை, கருத்தை எப்படியாக பண்படுத்துகிறது என்பதை எல்லோருக்கும் உணர்த்த வேண்டும். அதற்காக நீங்கள் பேச வேண்டும். பேச்சை தொடரலாம் என்று முடித்தேன்.

எரிந்த சருகுகள் பல் இளித்தன. கண்ணுக்குத் தெரியாத எல்லைகளை உருவாக்கிக் கொண்டார்கள். நெருக்கமாக அமர்ந்திருந்தாலும் தனி தனி தீவுகளாக அவதரித்தார்கள். யாரும் பேசுவதாக இல்லை. மூன்று நிமிட பொறுமைக்கு பின் பேச சொல்லி நினைவு படுத்தினேன். அமைதி வகுப்பறையைப் பிடித்து உலுக்கிக் கொண்டிருந்தது. அவர்களைப் பேச வைத்து அமைதியை விரட்டிவிட எத்தனித்தேன். ஆசிரியர் இல்லாவிட்டால் பேசுவீர்கள்தானே என்று வெளிநடப்பு செய்தேன். இரண்டு நிமிடம் காதுகளால் கவனித்தேன். சிறு சலசலப்பு எழுவது போல் எழுந்து அணைந்தது மீண்டும் சலசலப்பு எழுந்து அணைந்தது. எழுவதும் அணைவதும் கடல் அலை போல சலசலத்தன. பத்து நிமிடம் கடந்து உள்ளே நுழைந்தேன்.

சலசலத்த குரலை அடையாளம் கண்டு அழைத்தேன். முன்னே வருமாறு பலரையும் பலமுறை அழைத்து விட்டேன். யாரும் வருவதாக இல்லை. சில காலத்திற்கு முன்பு இறந்த கணவருடன் எரித்துக் கொல்லப்படும் பெண்கள் உயிருக்காக கெஞ்சுவார்களே. உடன்கட்டையில் ஏற்றிவிடாதீர்கள் என்று பெண்கள் கெஞ்சுவார்களே. அதுபோல கெஞ்சினார்கள். எல்லோர் முன்பும் நிறுத்தி விடாதீர்கள் என்று ஒவ்வொரு மாணவர்களின் கண்களும் கெஞ்சின. நாங்கள் முன் நின்று பேச அஞ்சுபவர்கள் என்பதை அறிவிக்க அஞ்சினர். நாங்கள் ஓநாயை போல கூட்டமாக சேர்ந்து வஞ்சிக்க பழகியவர்கள். தனி ஒரு புலி போல கர்ஜிக்கத் தெரியாதவர்கள். எங்களை வகுப்பில் தனி ஒருவனாக முன்னே நிறுத்தி விடாதீர்கள். கெஞ்சினவர்கள் எல்லோரும் பரிதாபமாக நின்று கொண்டிருந்தார்கள்.

சரி யாரும் முன்வரத் தேவையில்லை . நீங்கள் இருக்கும் இடத்திலிருந்து பேசலாம் என்று அறிவித்தேன். யாரேனும் இரண்டு நிமிடங்கள் பேசி விட்டால் எல்லோரும் அமர்ந்து விடலாம். அதற்காகவாவது பேசுங்கள் என்றேன். சிறு சிறு முனுமுனுப்பும் புன்னகைகளும் வெளிப்பட்டன. ஆனால், யாரும் பேசுவதாக இல்லை. சரி, பத்து நிமிடம் பேசியதை விட்டு விடுங்கள். நான்கு மணி நேரம் காட்சி போதையில் மூழ்குகிறீர்களே. அந்த காட்சிகளில் இருந்து உங்கள் சிந்தனையை வெளிப்படுத்தலாமே. எப்படியாவது மாணவர்களை தனித்து பேச வைத்துவிட வேண்டும் என்று முயன்றேன். எல்லையை எவ்வளவு தளர்த்தினாலும் அவர்கள் பேசுவதாக இல்லை.

ஒரு கேள்வி கேட்டேன். எத்தனை மதிப்பெண் எடுத்தால் தேர்ச்சி என்றேன். 35 மதிப்பெண் என்றனர் சிலர். ஏன் எல்லோரும் சொல்லவில்லை? 35 மதிப்பெண்தான் தேர்ச்சி என்பது சரிதானா என்று கேட்டேன். யாரும் பதில் சொல்லவில்லை, சிலரை தவிர. சரிதான் என்பவர்கள் கை உயர்த்துங்கள் என்றேன். வெகு சிலர் கை உயர்த்தினார்கள். சரியல்ல தவறு என்பவர்கள் கையை உயர்த்துங்கள் என்றேன்.

யாரும் உயர்த்தவே இல்லை. தேர்ச்சியின் மதிப்பு 35 சதவீ-தமல்ல வேறு என்பவர்கள் கையை உயர்த்துங்கள் என்றேன். யாரும் கை உயர்த்தவே இல்லை. எது சரி என்று எங்க-ளுக்கு தெரியாது என்பவர்கள் கையை உயர்த்துங்கள் என்-றேன். அதற்கும் கையை உயர்த்தவே இல்லை. எந்த கருத்-தும் இல்லாதவர்களாக இருப்பதற்கு வெட்கப்பட வேண்டும் என்று சொல்லி முடித்தேன்.

வெட்க உணர்ச்சி யாருக்காவது உதித்திருக்குமா என்று அறிய முயன்றேன். அதற்காக கேள்வியை கேட்டு உரையா-டலைத் தொடர்ந்தேன். ஏன் 35 எடுத்தால் தேர்ச்சி என்று தெரியுமா?

பள்ளிக்கூடத்தில் இருந்து அதுதான் வழக்கம் ஐயா. நான் எதிர்பாராத ஒரு மாணவன் பதில் சொன்னான். சரியோ தவறோ பதில் சொன்னதற்காக பேசியவர்களைப் பாராட்டுங்கள் என்றேன். வகுப்பறை சூழலைக் கைதட்டு சப்தங்கள் மென்மையாக அலங்கரித்தன. நான் விளக்கி-னேன். ஒரு துறையில் பிழைப்பதற்கான தகுதி பெற 35 சதவீதம் அறிந்திருந்தால் போதும் என்கிறது அறிவியல். ஆனால், அந்தத் துறையில் சிந்திக்கவும் செயல்படவும் வெற்றியடையவும் 65 சதவீதமான பன்முகத் திறமைகள் தேவை என்கிறது சமூக விஞ்ஞானம். பன்முகத் திறமைகள் இல்லாமல் 100% மதிப்பெண் எடுத்திருந்தாலும் வாழ்க்கை-யில் வெற்றியடைவது சாத்தியமில்லை.

ஒரு மாணவர் நான் நன்றாக கிரிக்கெட் விளையாடுவேன் என்றார். ஒரு மாணவர் நான் நன்றாக சமைப்பேன் என்றார். இன்னும் ஒருவர் பப்ஜி விளையாடுவதை வியந்தார். நான் விளக்கினேன். மொழி கலை அறிவியல் சார்ந்த திறன்களை பெற்றிருக்க வேண்டும் என்பதாக புரிந்து கொள்ளுங்கள் என்றேன்.

பன்முகத் திறன்களில் அடிப்படை திறனும், சிறப்பு திறனும், முதன்மை திறனும் பேச்சுத் திறன் மட்டுமே. பேச்-சுத் திறனை தொடர்ந்து எழுத்துத்திறன், கற்பனை திறன், படைப்புத்திறன், மொழித்திறன், அறிவியல் திறன், கலைத்-

திறன், விளையாட்டுத் திறன், தலைமைத் திறன், வழிநடத்-தும் திறன், இணைந்து செயல்படுகின்ற திறன், விதிமுறை-களை உருவாக்குகின்ற திறன், விதிமுறைகளை மாற்றுகின்ற திறன், கட்டுப்படும் திறன், கட்டுப்படுத்தும் திறன், புதியன உருவாக்கும் திறன், பழையன கலைகின்ற திறன், முடி-வெடுக்கும் திறன், சிக்கலான சூழல்களை எதிர்கொள்ளும் திறன், சூழ்நிலைகளை மாற்றும் திறன், எதிர்கால இலக்-குகளை தீர்மானிக்கும் திறன், அறிவியல் கண்ணோட்டத்தி-றன், மாற்றங்களை அவதானிக்கும் திறன், சமூகத் தேவை-களை தீர்மானிக்கும் திறன், நடைமுறை உண்மைகளை நிரூபிக்கின்ற திறன் என்பதாக பன்முகத் திறன்களின் பட்டி-யலை நீக்கிக் கொண்டே போகலாம்.

உங்களை எண்ணிப் பாருங்கள். உங்களால் அடிப்படைத் திறனான பேச்சை இரண்டு நிமிடம் கூட முன் நின்று பேச முடியவில்லையே. என்ன செய்யப் போகிறீர்கள்? ஏனெனில், உங்களுக்கு உங்களைப் பற்றியும், உலகம், வாழ்க்கை எதைப் பற்றியும் சொந்தமான சிந்தனையோ கருத்தோ உதயமாகவே இல்லை.

நீங்கள் மாணவர்களாக வந்து விட்டீர்கள். யாராக திரும்-பிச் செல்ல போகிறீர்கள்? நல்ல மனிதராக, அறிஞராக, கலைஞராக, கவிஞராக, சான்றோராக, கருத்தாளராக, பேச்சாளராக இப்படியாக மனித குலம் புகழும்படி திரும்பிச் செல்ல வேண்டும் என்பதை நாங்கள் விரும்புகிறோம். இந்த உலகம் அப்படித்தான் உங்களை வரவேற்க ஏங்குகிறது. ஆனால், நீங்கள் எண்ணிப் பார்க்கிறீர்களா?

நீங்கள் யார்? இந்த உலகில் நீங்கள் யாராக இருக்-கிறீர்கள்? உங்கள் தனித்துவத்தை முதன்மைப்படுத்தி பதில் சொல்லுங்கள்.

பெயரைச் சொன்னார்கள். ஊரைச் சொன்னார்கள். பெற்றோரின் தொழிலைச் சொன்னார்கள். படிப்பை சொன்-னார்கள். மதத்தை சொன்னார்கள். அனைத்தையும் நான் மறுத்து விட்டேன். உங்கள் பதில் உங்களது தனித்துவத்தை முதன்மைப்படுத்த வேண்டும் என்று உறுதியாகச் சொன்-

னேன். அவர்கள் புரியாமல் நின்றார்கள். பெற்றோர், உற்றோர், பணம், நம்பிக்கை, அடையாளம் எவற்றையும் துணைக்கு இழுக்காமல் பதில் சொல்ல வேண்டும். மொழி, கலை, அறிவியல் சார்ந்த உங்கள் தனித்துவத்தை அறிவிக்கும்படி பதில் சொல்லுங்கள் என்றேன். அனைவரும் அமைதியாக நின்றார்கள்.

நான் பேச்சாளர், நான் கவிஞர், நான் இசைக்கலைஞர், நான் நடன கலைஞர், நான் ஆய்வாளர், நான் பாடகர், நான் நாடக நடிகர், நான் எழுத்தாளர் இப்படியாக உங்கள் தனித்துவங்களை அறிவிப்பதாக பதில் அமைய வேண்டும். ஆனால், அதற்கு நீங்கள் உங்கள் தனித்துவத்தை கண்டுபிடித்து இருக்க வேண்டும்.

உங்கள் யாருக்கும் உங்களுடைய தனித்துவமான திறன் எது என்று தெரியவில்லை. மொழி, கலை, அறிவியல் திறன் எது என்பதை முதலில் அறிய வேண்டும். உங்களது உடல் திறன், மனத் திறன், அறிவுத்திறன் பற்றி நீங்களே தெரிந்து கொள்ள வேண்டும். உங்கள் தனித்துவங்கள் இவற்றில்தான் இருக்கின்றன. முதலில் உங்கள் தனித்துவத்தை கண்டறிய முயலுங்கள். உங்கள் தனித்துவங்களில் நின்று உலகையும், வாழ்வையும், பாடத்தையும், உங்களையும் சிந்திக்க பழகுங்கள். உங்கள் உழைப்பில் உங்கள் தனித்துவங்களை வெளிப்படுத்துவதை இயல்பாக்குங்கள். உங்கள் இயல்பை தான்தோன்றித்தனம் என்ற பள்ளத்தாக்கு படுகொலை செய்யாதீர்கள். திட்டமிட்ட வாழ்கை முறையில் வளப்படுத்த முயலுங்கள். உங்கள் வாழ்க்கையின் போக்கை சரியான திசைக்கு மாற்றித்தான் பாருங்களேன்.

மாணவர்கள் சற்று சலசலத்துப் பேசினார்கள். இவளுடன் இருக்கும்வரை அவளும் மாறமாட்டாள், என்னையும் மாறவிடமாட்டாள் என்று சிரிக்கிறார்கள்.

இவன் அப்பா 5 மணி அலாரத்தை காதின் அருகில் வைத்து விடுவார். இவன் அலாரத்தை அணைத்துவிட்டு ஏழு மணிக்கு எழுந்து தாமதமாக வருவான்.

இவனும் நல்லவன் இல்லை ஐயா என்னுடன் பப்ஜி விளையாடிவிட்டு தினமும் தாமதமாக தூங்குகிறான்.

இப்படியாக குறை சொல்லி சலசலத்து பேசி சிரித்து கொண்டிருந்தார்கள்.

நான் உணர்த்த முயன்றேன். இந்த உலகில் எல்லாமே மாற்றங்கள்தான். நீங்களும் நானும் மாற்றங்களுக்கு இடையில் தான் உரையாடுகிறோம். நேற்று இருந்த நீங்கள் இன்று இல்லை. இன்று இருப்பது போலவே நாளை இருக்கப் போவதில்லை. பூமியும் அப்படித்தான். நம் வாழ்க்கையும் அப்படித்தான்.

இந்த உலகம் வாழ தகுதியற்றதாக மாறிவிட்டது. உணவும் நீரும் விஷமாகிவிட்டன. கல்வியும் மருத்துவமும் தொழிலாகி விட்டன. சுற்றுச்சூழலும் காற்றும் குப்பையாகிவிட்டன. லாபவெறி போரில் மக்களும் இயற்கையும் அனைத்துமாக அழிகின்றன. உயிரினம் வாழ தகுதி இல்லாத மண்டலமாக பூமி மாறி இருக்கிறது. மனித சமூகத்தில் உள்ள லாபவெறி பேய்களால் பூமி பந்தாடப்படுகின்றது.

ஒரு சதவீத பணக்காரர்கள் இயற்கையிடமிருந்தும் எளிமையான உழைக்கும் மக்களிடம் இருந்தும் பூமியை சொத்தாக பறித்துக் கொண்டிருக்கிறார்கள். இதனால் 99 சதவீத மக்கள் வாழ்வதற்கு மண்ணில்லாமல் திணறிக் கொண்டிருக்கிறார்கள். இயற்கையோ பேரழிவின் அபாயத்தில் இருக்கின்றது. இத்தகைய நிலைமைகள்தான் பூமி கண்டடைந்துள்ள மாற்றத்தின் எதார்த்தங்கள். இந்த கொடிய மாற்றங்களுக்குள்தான் நம் வாழ்க்கையும் மாற்றங்களின் மாற்றங்களாக நிகழ்ந்து கொண்டிருக்கின்றன.

இந்த பூமி என்னவாக மாறும்? நம் வாழ்க்கை என்னவாக மாறும்? நாம் ஒவ்வொருவரும் என்னவாக மாறுவோம்? உலகை திட்டமிட்டு மாற்றப் பழகிய மனிதர்களைத் தவிர வேறு எந்த உயிரினமும் இந்த கேள்விகளை முன்வைக்க வாய்ப்பே இல்லை. இயற்கையை திட்டமிட்டு மாற்றி அமைத்த மனிதர்களுக்குத்தான் இப்படிப்பட்ட வரலாறும் வாய்ப்பும் இருக்கிறது. மனித குல வரலாற்றில் உருவெடுத்-

துள்ள லாபவெறி நோயினால்தான் இந்த நிலைக்கு உலகம் ஆளாகியுள்ளது. எனவே இந்த கேள்வியை சிந்தனைத் திறனில் முன்னெடுப்பதும், செயல்களால் விடை சொல்வதும் மனித குலத்திற்கு மட்டுமே உரிய கடமை ஆகும்.

இரண்டு வகை விடைகளுக்குதான் வழி இருக்கின்றது.

1. பேரன்புடைய மனித குலத்தின் முயற்சியால் லாப வெறி பேய்களிடமிருந்து பூமி தப்பிப் பிழைக்குமா? நம் குழந்தைகள் இயற்கையுடன் இணைந்து நிம்மதியாக வாழ்வதற்கான நல்லுலகம் பிறக்குமா?

2. லாப வெறியின் கொடும் பசிக்கு பூமி ரத்தம் சிந்தி பலியாகுமா?

இந்த இரண்டு எதார்த்தமான கேள்விகளுக்கு இடையில்தான் நாம் மனித வாழ்க்கையை வாழ்ந்து கொண்டிருக்கிறோம்.

இரண்டு வகை கேள்விகளில் உங்கள் பதில் என்ன? அந்த பதிலிலிருந்து நீங்கள் யாராக இருக்கப் போகிறீர்கள் என்பதை கற்பனை செய்து பாருங்கள்.

பூமிக்கு இது வாழ்வா சாவா பிரச்சினை. பிரச்சனையின் எதார்த்தங்களை உணராதவர்களாக நாம் சுயநல போதையில் தடுமாறிக்கொண்டு இருக்கிறோம். கண்ணாடித் தொட்டி உடைபடப் போவதை அறியாமல் சிறுசிறு கற்களுக்கும் செடிகளுக்கும் இடையில் மறைந்து தப்பி பிழைப்பதாக மீன்கள் கற்பனை செய்வதைப்போல சுயநல வெறியில் சாதுரியமாக பிழைத்து விடலாம் என்று கற்பனை செய்கிறோம்.

நாம் ஆட்டு மந்தைகள் அல்ல. சிந்திக்கும் திறன் உள்ள மனிதர்கள் என்று நம்பினால் நம்மீதான மாற்றம் குறித்து முடிவெடுத்தாக வேண்டும்.

நமது மாற்றமானது தாய்மொழித் திறனை கைவிட்டு சிந்தனை திறனை இழப்பதும், காட்சி போதை மற்றும் போதை வஸ்துகளுக்கு பலியாகி செயல் திறனை இழப்பதும், சமூக உணர்வை அறுத்துக் கொண்டு சுயநல வெறியில் பலியாவதும், சக மனித பொறுப்பின்றி தான்தோன்றித்தனத்தில் மூழ்குவதும் என்பதாக அமைந்தால் நம் ஒவ்வொருவரின்

உணர்வும் உழைப்பும் பூமி படுகொலை செய்யப்படுவதற்கு உதவுவதாக முடிந்துவிடும்

நமது மாற்றமானது தாய்மொழித் திறனும், சிந்தனை திறனும், செயல் திறனும், மனித குலத்தின் மீதான பேரன்பும், சமூகத் தேவை குறித்த கண்ணோட்டமும், சக மனித பொறுப்புணர்வும் என்பதாக அமைந்தால் நம்மால் பூமியை உயிரினங்கள் வாழ தகுதியுள்ள நல்லுலகமாக மீட்க முடியும்.

நீங்கள் உங்களை சமூக மரியாதைக்குரிய மனிதர்களாக மாற்றியாக வேண்டும். உங்கள் அன்றாட வாழ்வை திட்டமிட்டு வாழப் பழகுங்கள். நீங்கள் நிலத்தில் மட்டும் வாழ்பவரல்ல. நேரத்தில் வாழ்ந்து கொண்டிருக்கிறீர்கள். ஒவ்வொரு நொடியிலும் இளமையின் மரணத்தை அனுபவித்துக் கொண்டிருக்கிறீர்கள். முதுமையின் பிரசவத்தை கருத்தரித்துக் கொண்டிருக்கிறீர்கள். ஒவ்வொரு நொடியும் உங்கள் வயதின் பயணமாகும். வயதின் பாதங்களுக்குப் பின்னோக்கி பயணிக்க பாதைகளே கிடையாது. இளமையின் மரணத்திற்கு அழுவதோ முதுமையின் தொடக்கத்திற்கு அதிர்வதோ அவசியமற்றது. பழைமைகளைப் படித்துக்கொள்வதும் புதுமைகளை எட்டிப்பிடிப்பதும் மனித வாழ்வின் அவசியமாகும். ஏனெனில் இந்த எதார்த்தங்கள் நாம் இயற்கையுடன் கைகுழுக்கி சிரித்து மகிழ்கின்ற தருணங்களாகவே நிகழ்கின்றன. எனவே உங்கள் நேரங்களைத் திட்டமிட்டுப் பழகுங்கள்.

நீங்கள் தூங்கி எழுந்ததும் அன்றைய புதிய நாள் உதயமாகின்றது. இரவில் தூக்கம் தழுவினால் அந்த நாள் நிறைவடைகிறது. ஒவ்வொரு நாளும் புதிதாகப் பிறக்கப்போகிறீர்கள் என்பதை எண்ணி மகிழுங்கள். உங்கள் ஓர் ஆண்டிற்கான நேரத்திட்ட நோட்டை உறுதிபடுத்திக் கொள்ளுங்கள். தூக்கம் தழுவுவதற்குள் நாளைய திட்டங்களை தயாரிக்க வேண்டும். நேற்றைய திட்டங்களில் பழகாமல் எப்படி புதிதாக நாளைய திட்டத்தை உருவாக்குவது என்று தயக்கம் வர வேண்டும். எனவே நேற்றைய நிகழ்வுகளைத் திட்டங்கள்போல் மதிப்பிடுங்கள்.

நேற்று எத்தனை மணிக்கு தூங்கி எழுந்தீர்கள்? காலை 6 என்பதாக வைத்துக்கொள்வோம்.

இரவு எத்தனை மணிக்கு தூங்கச் சென்றீர்கள். இரவு 11 என்பதாக வைத்துக்கொள்வோம்.

இப்போது நேரத்திட்ட நோட்டில் காலை 6 முதல் இரவு 11 வரையுள்ள நேரங்களை ஒரு மணி நேர திட்ட அளவு-களாகப் பிரித்துக்கொள்ளுங்கள். அதாவது

காலை 6-7 / 7-8 / 8-9 / 9-10 / 10-11 / 11-12 /
மதியம் 12-01 / 01-02 / 02-03 / 03-04 /
மாலை 04-05 / 05-06 / 06-07 / 07-08
இரவு 08-09 / 09-10 / 10-11

ஒவ்வொரு மணி நேரத்திற்கும் வேலைத்திட்ட குறிப்பு எழுத இடம் விட்டுக்கொள்ளுங்கள். அந்த இடத்தில் நேற்-றைய பொழுதுகளில் என்னென்ன வேலைகளைத் திட்ட-மிட்டோ அல்லது திட்டமின்றியோ செய்தீர்கள் என்பதை குறிப்பெடுங்கள். புதிய முயற்சி என்பதால் நேற்றைய குறிப்பை எழுதவோ அல்லது நாளைய திட்டங்களைக் குறிக்கவோ முப்பது நிமிடங்கள் ஆகலாம். பொறுமையை அவசியம் பழகுங்கள்.

நீங்கள் நேற்றைய நிகழ்வுகளைக் குறிப்பெடுத்து முடித்-துவிட்டீர்களா? அவற்றிலிருந்து நாளைய வேலைத்திட்டத்-தைப் பழக முயலுங்கள். நேற்றைய குறிப்பில் பல் துளக்-கியது, உடை உடுத்தியது, சாப்பிட்டது, நண்பர்களுடன் அரட்டை, தொலைபேசியில் மூழ்கியது இப்படியான குறிப்-புகளை தவிர்க்கவும். நீங்கள் வழக்கமான வேலைகளையும் பொத்தாம்பொதுவான வேலைகளையும் திட்டமில்லாமலே செய்வீர்கள். அதனைப் படிப்படியாக நாளைய வேலைத்திட்-டங்களிலிருந்து அகற்ற முயலுங்கள். துல்லியமான வேலை-களுக்கு நேரம் குறியுங்கள்.

உங்கள் நேரத்திட்டங்கள் மதிப்பான வேலைத்திட்டங்க-ளாக அமைய சில ஆலோசனைகள்.

*உங்களை நீங்களே ஆச்சரியமாகவோ, வியப்பாகவோ, பெருமையாகவோ, புதுமையாகவோ கருதும்படியான பயன்-

படத் தகுந்த ஒரு வேலையை தினந்தோறும் திட்டமிடுங்கள். விடுபடக்கூடாத வேலைகளை உங்கள் திட்டங்களில் உறுதி செய்யுங்கள்.

***விடுபடக் கூடாத திட்டங்களின் பட்டியல்**

1.உடற் பயிற்சி — சுவர் இருந்தால்தான் சித்திரம் என்பதுபோல் உடல் ஆரோக்யம் இருந்தால்தான் மற்ற எல்லாம் சாத்தியம்.

2.விளையாட்டு - இயற்கைக்கும், உடலுக்கும், மனதிற்கும், அறிவிற்கும், சகமனித அறத்திற்கும், உறவிற்கும், உணர்விற்கும், செயலுக்கும் அத்தனைக்கும் ஒருங்கிணைவு குறையாதபடி திறனை வழங்கக்கூடிய அனைத்து விளையாட்டுகளிலும் ஈடுபடும் பண்பாட்டை உறுதிபடத் திட்டமிடுங்கள்.

விளையாட்டு என்பது வினையாற்று எனப் பொருள்படும். ஏனெனில் விளையாட்டுதான் குழந்தைப் பருவத்திலிருந்து வினையாற்றப் பக்குவப்படுத்துகிறது. விளையாட்டுதான் வாழ்க்கைக்குத் தேவையான விதிகளையும் பக்குவங்களையும் பழக்கப்படுத்துகின்றது. உடல் மற்றும் செயல் திறன்களை வெளிப்படுத்தவும், முடிவெடுக்கவும், விதிமுறைகளுக்கு கட்டுப்படவும், ஒழுக்கத்தைக் கடைபிடிக்கவும், மனித உறவுகளை மேன்மைப்படுத்தவும், புதிய சவால்களை எதிர்கொள்ளவும் அத்தனைக்கும் மனிதர்களைத் தகுதிப்படுத்துவது விளையாட்டுகளே.

இன்று நமது விளையாட்டுக்கள் துரோகம் நிறைந்த சமூகக்கேடுகளாக இருக்கின்றன. விளையாடுவதற்கு தகுதியற்றதாகவும் வாழ்வில் வினையாற்றுவதற்கு சிறிதும் தொடர்பற்றதாகவும் திகழ்கின்றன. இவற்றின் முழுமையைப் பரிபூரணமாக உணர்ந்தால் அறிவற்ற சில பேதைத்தனங்களாகவும், பிணத்தில் பணம் பார்க்கும் இலாபவெறி கொலைகளாகவும், வாழ்க்கையை முடக்கும் காட்சி போதைகளாகவும் திகழகின்றன. இவற்றை விளையாட்டு என்ற பெயரில் விளையாடுவது மனிதகுல முன்னேற்றத்திற்கே எதிரானதாகும்.

PUBG, FREE FIRE MAX, CALL OF DUTY போன்ற நவீன போர்முறைகளான வன்முறைகள். CLASS OF GLANCE என்ற பழைய போர் முறைகளான வன்முறைகள். இவை இளந்தலைமுறைகள் விரும்பி பலியாகின்ற காட்சிபோதைகளாகும். குட்கா, சாராயம், கஞ்சா போன்ற போதை வஸ்துகளுக்கும் மேலான காட்சிபோதைகளே இவைகள். எல்லா போதைகளும் வன்முறையும் குற்றங்களையும் இயல்பாக்கும் தூண்டுதல்களே. காட்சி போதைகளின் அடிநாதமே வன்முறைகளையும் குற்றச்செயல்களையும் சமூகக் குற்றமாக உணராதபடி இயல்பாக்குவதே. இளந்தலைமுறைகளின் ஆழ்மன சமூக உணர்வோட்டத்தில் மனிதகுலத்திற்கு எதிரான கட்டமைப்பை இலாபவெறி பேய்களுக்குச் சாதகமாக நடைமுறைப்படுத்துதே காட்சி போதைகளின் நோக்கங்களாகும்.

சமூகத் தேவையின் அடிப்படையிலான சிந்தனைத் திறன்களையும் செயல் திறன்களையும் இளந்தலைமுறைகளின் ஆழ்மனதிலிருந்து துண்டித்து சோலியை முடிப்பதே அனைத்து போதைகளின் நடைமுறை திட்டங்களாகும். எனவே விளையாட்டு என்ற பெயரில் உலவுகின்ற விசமத்தனமான காட்சி போதைகளிலிருந்து விடுபடுவதை விளையாட்டுத் திட்டங்களில் உறுதியாக இணைத்துக்கொள்ளுங்கள்.

3.படித்தல் — பாடத்திட்டங்களில் தேர்ச்சி பெறுவதற்காகவும் அவற்றை சிந்திக்கப் பழகுவதற்காகவும் திட்டமிடுங்கள். பிறருக்கு ஆசிரியரைப்போல சொல்லித்தரும் கற்பனை உணர்ச்சியுடனும் நாடக உணர்ச்சியுடனும் படிக்கவும். 35 சதவிகித தேர்ச்சிக்கு உறுதியாவதுடன் 65 சதவிகித பன்முகத் திறன்களுக்கு அடிப்படையான கலை மற்றும் அறிவியல் இலக்கியங்களையும் படிக்கத் திட்டமிடுங்கள்.

4.மொழித்திறன் - தாய்மொழித் திறனில் புலமையை வளர்த்துக்கொள்ள உழைக்கவும். தாய்மொழியில் கலந்துரையாடவும், விவாதிக்கவும், எழுதவும், வாசிக்கவும், ஆற்றலுடன் பேசவும் இயல்பாகும்படி பழகுங்கள். கலை இலக்கியம்,

அறிவியல் இலக்கியம் அனைத்தையும் பயிற்சி செய்யுங்கள். தாய்மொழித் திறனின்றி வேறெந்த மொழியிலும் வேறெந்த துறையிலும் ஆளுமை பெற இயலாது என்பது மொழியியல் உண்மை. எனவே தாய்மொழித் திறனை முதன்மையாகத் தொடர்ந்து விருப்பமொழியோ அல்லது நிர்பந்த மொழியோ தேவைக்கு ஏற்றபடி பயிற்சி செய்யத் திட்டமிடுங்கள்.

5. கலைத்திறன் — நீங்கள் எந்த கலையில் தனித்துவமாக இருக்கிறீர்கள். கதை, கவிதை, பாட்டு, இசை, ஓவியம், நாடகம் இன்னும் பலவிதமான கலைகள் இருக்கின்றன. உங்களது ஆர்வமும் திறனும் எந்தக் கலைகளில் இருக்கின்றது என்பதை கண்டறிந்து உழைக்கப் பழகுங்கள். மனித குலத்தின் அறிவியல் பூர்வமான சேவைகள் அனைத்தும் கலைகளின் வழியாகவே நிகழ்கின்றன. உங்கள் அறிவின் உச்சத்திற்கு கலை எனும் சிறகு இன்றியமையாததாகும்.

6. அறிவியல் திறன் — நாள்தோறும் அறிவியல் உண்மைகளை உணர முயல்வதற்காக உழைத்துப் பழகுங்கள். அறிவியல்களில் உயர்ந்த வடிவம் அரசியல் என்கிறது சமூகவிஞ்ஞானம். எனவே, இயற்பியல் முதல் அரசியல் வரை அனைத்தும் அறிந்துகொள்ளும்படி உழைத்துப் பழகுங்கள்.

7. உதவி செய்யுங்கள் — நீங்கள் சார்ந்திருக்கும் குடும்பத்திற்கும் மனிதகுலத்திற்கும் உதவுவதற்காக நாளொன்றுக்கு ஒரு மணி நேரமாவது ஒதுக்குங்கள்.

8. காட்சி ஊடக தொடர்பை மதிப்பாய்வு செய்யுங்கள் — நீங்கள் காட்சி ஊடகங்களில் மூழ்கிய அனுபவங்கள் எத்தனை நேரம் என்பதை மதிப்பிடுங்கள். அதனால் உங்களது கருத்தாளுமைக்கும், அறிவுத் திறனுக்கும், உள்ளம் பண்படுதலுக்கும் எத்தகைய உதவிகள் நிகழ்ந்துள்ளன என்பதை விளக்கிப் பழகுங்கள். நீங்கள் செலவழித்த நேரத்தைவிட நீங்கள் பண்பட்ட ஆழம் அதிகமாக **இல்லாவிட்டால்** காட்சிபோதை என்ற பேராபத்திற்குள் பயணித்துக்கொண்டு இருக்கிறீர்கள் என்று பொருள்.

9.நேரத்திட்ட மதிப்பாய்வு - ஒவ்வொரு நாளும் தூங்குவதற்கு முன்பு வேலைத்திட்டத்தை மதிப்பீடு செய்து நாளையத் திட்டத்தை உறுதி செய்துவிட்டு தூங்குங்கள். மதிப்பீட்டில் பொறுமையாகவும் நேர்மையாகவும் இருக்கப் பழகுங்கள். நிறைவேற்றிய திட்டத்தை மகிழ்ச்சிக் குறியீடு செய்யுங்கள். நிறைவேற்றத் தவறிய திட்டங்களைப் பரிசீலனை செய்து மனதளவில் கற்றுக்கொண்டு நிறைவேற்றும் தகுதியை வளர்த்துக் கொள்ளுங்கள். நேரத்திட்டத்திற்குத் தேவையான பொறுமை நாளடைவில் பழகிவிடும் என்பது மட்டுமல்ல. பொறுமை அவசியப்படாத அளவிற்கு வேகம் உயிர்பெற்றுவிடும் என்பதை உறுதியாக நம்பலாம்.

***உங்கள் நேரத்திட்டத்தை நடைமுறை படுத்துகின்ற வழிமுறைகள்** - நீங்கள் தனிமனிதராக இருப்பதைத் தவிர்க்கப் பழகுங்கள். நல்ல நண்பர்களுடன் இணைந்து வாழுங்கள். சரியான நண்பரை உருவாக்கிக்கொள்ளுங்கள். ஒவ்வொருவரும் தன்னை மூன்று நண்பர்கள் அடங்கிய குழுவில் ஒருவராகப் பக்குவப்படுத்திக் கொள்ளுங்கள். எப்போதும் வாழ்க்கையின் இலக்குகளுக்கு தனது நண்பர் குழுவின் வழிகாட்டுதலை துணையாகக் கொண்டு பயணிக்கின்ற பண்பாட்டை வளர்த்துக் கொள்ளுங்கள். இப்பொழுது உங்களிடம் பூரித்துக்கொண்டிருப்பதெல்லாம் நட்பே இல்லை. அவிழ்த்துவிட்டால் சிதறி பறக்கின்ற கூண்டு பறவைகள். அவ்வளவுதான் உங்கள் நட்பு.

நட்பிற்கு இலக்கணமாக வள்ளுவரின் கவிதைகளைப் படித்துப்பாருங்கள். மார்க்ஸ் எங்கல்ஸ் வரலாற்று கதையைக் கேட்டுப்பாருங்கள். நட்பின் வரையறைகளை நான் சுட்டிக்காட்டுகின்றேன்.

சரிகளை உணர்த்துவதும், தவறுகளைக் களைவதும், நடத்தை முறைகளை ஒழுங்குபடுத்துவதும், வாழ்க்கைமுறைகளில் உதவுவதும், இலக்குகளை நெறிப்படுத்துவதும், சான்றோராக உயர்த்துவதும் நண்பர்களின் இயல்பாகும். இந்த இயல்பிற்குள் எல்லையற்ற மகிழ்ச்சியையும், இன்பத்தையும், உறவுகளையும், அரவணைப்பையும், நினைவுகளையும்,

பிரிக்க முடியாத பிணைப்புகளையும் நாடி நரம்பு மண்டலங்களாக உயிர் கொண்டிருப்பது நட்பு. உங்களது நட்பு அனுபவங்களை உரசிப் பாருங்கள். இத்தகைய விளைச்சல்களா? அல்லது வெறும் களைகளா? நட்பு என்ற பெயரில் வேறு எதையோ செய்கிறீர்கள் என்பது என் மதிப்பீடு.

உங்களைப்பற்றிய என் முடிவுகளை சொல்கிறேன். இல்லை என்று மறுப்பவர்கள் இருந்தால் சொல்லுங்கள். நான் விடுதியிலும் பல வகுப்புகளிலும் ஆராய்ந்து புரிந்துகொண்ட உண்மைகளை, அவர்கள் மறுக்காமல் ஒப்புக்கொண்ட உண்மைகளை உங்களிடம் சொல்கிறேன். நீங்கள் மறுப்பதென்றால் தெரியப்படுத்துங்கள்.

இயல்பாகவே நீங்கள் நண்பர்களாக வாழ தகுதியற்றவர்களாக இருக்கிறீர்கள். இன்னும் சரியாக சொல்வதென்றால் உங்கள் உலகத்தில் உங்கள் ஒருவரைத் தவிர வேறு யாருக்கும் அனுமதி இல்லை. உங்கள் உள்ளத்தில் நீங்கள் சகமனிதர்களே இல்லாத அனாதைகளாக நடமாடிக் கொண்டிருக்கிறீர்கள். மனித உறவுகள் அனைத்தும் உங்களது நான் என்ற அகந்தைக்கு விளையாட்டு பொம்மைகள். மனித உறவின் மதிப்பென்பது உங்கள் உலகில் அவ்வளவுதான்.

நான் என்பது உங்கள் தாழ்வு மனப்பான்மையின் முகமூடி என்பது உங்களுக்குத் தெரியுமா?

நான் என்பது உங்கள் தன்னகங்காரத்தின் தீப்பொறி என்பது உங்களுக்குத் தெரியுமா?

உங்களது மூத்த தலைமுறைகளிடம் இருக்கின்ற நான் என்ற உணர்வும், உங்களிடம் இருக்கின்ற நான் என்ற உணர்வும் அடிப்படையிலேயே நேரெதிரானவை என்பது உங்களுக்குத் தெரியுமா?

அவர்களது நான் என்பது நாங்கள் என்ற கூட்டத்தின் உள்ளடக்கமாக திகழ்ந்தது. உங்களது நான் வெறுமையின் அடையாளமாகவே முடிகின்றது.

மூத்த தலைமுறைகள் சக மனிதர்களுடன் முரண்பட்டாலும் மனித உறவுகளை மறுப்பவர்கள் இல்லை. எப்படிப்பட்ட

மனிதர்களாக இருந்தாலும் அவர்களிடம் கற்றுக் கொள்ள முடியும் என்ற நம்பிக்கையுடையவர்கள் மூத்த தலைமுறைகள். அவர்களின் நான் என்ற உணர்விற்கு எல்லா மனிதர்களுமே அனுபவமாகவும் அறிவாகவும் திகழ்ந்தார்கள். ஆனால், உங்களிடமுள்ள நான் என்ற அகந்தை மனிதர்களிடம் கற்க முடியும் என்ற நம்பிக்கையை துண்டித்துக் கொண்டுள்ளது. யாரும் எங்களுக்கு எதுவும் கற்றுத்தர தேவையில்லை. நாங்கள் சரியாகவே இருக்கிறோம். எங்களை நாங்களே வழிநடத்திக் கொள்வோம். எல்லாம் எங்களுக்கு தெரியும்.

உங்களது நான் என்ற அகந்தை தன்னகங்கார மமதையில் கட்டமைந்துள்ளது. அதனால்தான் மற்ற மனிதர்களின் அறிவும் அனுபவமும் அக்கறையும் உங்களுக்கு அலட்சியமாகவும் நகைப்புக்குரியதாகவும் வெளிப்படுகிறது. அப்படி வெளிப்படுத்தாவிட்டால் உங்களது நான் ஒன்றும் இல்லாததாக உடைந்துபோகும். அப்படி ஓர் உடைவு நிகழக்கூடாது என்ற மீப்பெரும் அச்சத்துடனே நீங்கள் நடமாடுகிறீர்கள். நான் என்ற அகந்தையை பாதுகாக்க முயல்கிறீர்கள். அது உடையும் நிலை வந்துவிட்டால் உங்கள் பேரச்சம் தன்னகங்காரப் பாம்பாக படம் எடுத்தாட தொடங்குகிறது.

உங்கள் மீது அக்கறை கொண்டுள்ளவர்களின் அன்பைக்கூட ஆழ அகல உணர முடியாதவர்களாகவே இருக்கிறீர்கள். யாராக இருந்தால் என்ன? எல்லோரும் உங்கள் ஆழ்மனதிற்கு வெறும் விளையாட்டு பொம்மைகள்தானே.

சிந்தனைக்கு தகுதி இல்லாத உங்கள் நான் எனும் அகந்தை

செயல் திறனுக்கு தகுதி இல்லாத உங்கள் நான் எனும் அகந்தை

கருத்தாளுமைக்கு தகுதி இல்லாத உங்கள் நான் எனும் அகந்தை

சமூகத் தேவைகளைப் பொருட்படுத்தாத உங்கள் நான் எனும் அகந்தை

சக மனித உறவுகளைப் பொருட்படுத்தாத உங்கள் நான் எனும் அகந்தை

தாய்மொழித் திறன் இழப்பாலும் காட்சி போதை விஷத்தாலும் கட்டமைக்கப்பட்டுள்ளது

நான் என்ற உங்களது அகந்தையை கட்டமைத்த பரம்பொருள் யார் தெரியுமா?

உலகையே ஏப்பம்விடத் துடிக்கின்ற லாப வெறி பேய்களே அப்பரம்பொருள்!

உலகம் பறிபோவதைப் பற்றி உங்களுக்கு ஏது கவலை!

உலகை கொன்றால் என்ன, உயிர்களைக் கொன்றால் என்ன, நேசித்து வாழும் மனிதர்களைக் கொன்றால் என்ன, உங்களால் உணர முடியவாப் போகிறது?

லாபவெறி பேய்களுக்கு உணர்வுகளை அடகு வைக்கத் துணிந்தவர்கள்தானே நீங்கள்!

எல்லா வன்முறைகளையும் விளையாட்டுகளாகவே உணர கற்றுக் கொண்டவர்கள்தானே நீங்கள்! ஆனால் இப்படியே உங்களால் இருந்து விட முடியுமா?

உண்ணும் உணவில் உங்கள் உயிர் துளிர்க்காதா?

போர்வெறியில் செத்து முடியும் அப்பாவி குழந்தைகளின் கதறல்கள் உங்கள் ரத்தத்தில் ஒலிக்காமல் இருக்குமா?

உங்களின் தாயாகவும் சகோதரிகளாகவும் அவர்களை ஒத்தவர்களாகவும் திகழ்கின்ற பெண்களின் மீதான வன்முறைகளும் கதறல்ளும் உங்கள் இதயத்தின் ஆழத்தில் அதிராமல் அடங்குமா?

பாலுக்கு ஏங்கி இறந்த குழந்தைகளும்
வேலைக்கு ஏங்கி மடிந்த இளைஞர்களும்
வானம் ஒன்றே வீடு
வேறு கதி ஏது என்று வெம்பி சாகின்ற ஏழைகளும்
உங்களை உரிமையோடு கேட்க மாட்டார்களா
எங்கள் பிணத்தில் உயிர்வாழும் பிண்டமே
மனித உறவை அறுப்பது நியாயமா?

உங்கள் உறக்கத்தின் ஆழக் கனவில் இடைமறித்து கேட்பார்கள்தானே!

மனிதகுலத்தின் மீது பேரன்பும் சமூக அக்கறையும் உள்ள ஒரு மனிதராக இருந்து கொண்டு உங்களை அணுகினால் மிகப்பெரும் கோபத்திற்கு ஆட்படும் நிலை வருகிறது. ஆனால் மூத்த தலைமுறை என்ற பொறுப்பில் நின்று அணுகும் போது உங்கள் தான்தோன்றித்தனங்களுக்கு ஆட்பட்டுள்ள நிலைமைகள் மீது மிகப்பெரும் அளவில் பரிதாபமே எழுகிறது.

நீங்கள் இந்த பூமியை காப்பாற்றுவது இருக்கட்டும்.

இந்த பூமியை நல்லுலகமாக மீட்டு நிம்மதியாக வாழ்வீர்களா என்பது இருக்கட்டும்.

உங்களிடமிருந்து உங்களை நீங்கள் காப்பாற்றிக் கொள்வீர்களா என்பதுதான் மிகுந்த கவலையாக உருவெடுக்கிறது. உங்களது இந்த பரிதாப நிலையை என்னவென்று விளக்குவது. இந்த நிமிடம்வரை நாங்கள் முயல்வதெல்லாம் உங்களிடமிருந்து உங்களை மீட்பதற்காகத்தான்.

உள்சரக்கில்லாத உங்கள் நான் என்பது தன்னகங்காரமாகவும் தாழ்வு மனப்பான்மையாகவும் உருவெடுத்துள்ளதே அதனை ஒழித்துக்கட்டுங்கள்.

சமூகத் தேவைகளுக்கும் மனித உறவுகளுக்கும் மேலாக எந்த அகந்தையும் தேவையில்லை என்பதை புரிந்து கொள்ளுங்கள்.

மனித முகங்களை பார்த்து மகிழுங்கள்.

நாள்தோறும் மனித உறவுகளை புதுப்பித்துக் கொள்ளுங்கள்.

எல்லா சூழல்களிலும் மனித உறவுகளை புதுப்பித்துக் கொள்ளுங்கள்.

அதிகாரம் அடக்கம் எதுவும் தேவையில்லை. ஏனெனில், இவை சக மனித உணர்வுக்கு மிகவும் கீழானவை.

தூங்கி எழுந்ததிலிருந்து மீண்டும் தூங்கும்வரை மனித உறவுகளைப் புதுப்பித்துக்கொண்டே இருங்கள்.

பார்த்து பழகியவர்களை, பார்க்கப் புதியவர்களை, யார்யாராக இருந்தாலும் மனித உறவை புதுப்பித்துக் கொள்கின்ற நடவடிக்கைகளில் தொடர்ந்து ஈடுபடுங்கள்.

வணக்கம் சொல்லுங்கள், கைகளை அசையுங்கள், புன்னகை செய்யுங்கள், தலைசாய்த்து வணங்குங்கள், உள்ளங்கைகளை உயர்த்தி காட்டுங்கள், இருகரம் குவித்து செய்கை காட்டுங்கள், ஒருவருக்கொருவர் கை கொடுத்து மகிழுங்கள், ஒவ்வொரு நாளும் ஒவ்வொரு நபரிடமும் அதிகபட்சம் வாய்ப்புள்ளவரை எண்ண முடியாத அளவிற்கு மனித உறவை புதுப்பித்துக் கொள்கின்ற நடவடிக்கைகளில் ஈடுபடுங்கள்.

உங்கள் அருகில் அமர்ந்திருக்கும் வழக்கமான நண்பராக இருக்கலாம்..

கடைசி பெஞ்சில் அல்லது முதல் பெஞ்சில் அல்லது உங்களிடமிருந்து விலகி அமர்ந்திருக்கின்ற நபர்களா இருக்கலாம்...

உங்களுக்காக கழிப்பறைகளைத் தூய்மை செய்யக்கூடிய அல்லது வளாகங்களைத் தூய்மை செய்யக்கூடிய தூய்மை சகோதரர்களாக இருக்கலாம்...

வழியில் இதற்கு முன்பு கண்டறியாத புதிய மனிதராக இருக்கலாம்...

ஒரு குழந்தையாக இருக்கலாம்...

உதவியைத் தேடி வந்தவராக இருக்கலாம்...

தோட்டவேலைக்காரராக இருக்கலாம்...

உணவு பரிமாறுபவர்களாக இருக்கலாம்...

உங்கள் குடும்பத்தில் அம்மாவாகவோ, அப்பாவாகவோ, அண்ணனாகவோ, தம்பியாகவோ, அக்காவோ, தங்கையாகவோ, யார் யாராகவோ இருக்கலாம்... அனைவரிடமும் மனித உறவுகளைப் புதுப்பித்துக்கொள்ள முயற்சி செய்யுங்கள்.

அவர்களது எதிர்வினை எதுவானாலும் சரி. எதிர்வினைகளை எதிர்பார்க்காமல் உங்கள் கடமையாகச் செய்யுங்கள்.

அந்த கடமையில்தான் நான் என்ற அகந்தை உடைக்கின்ற மந்திரம் இருக்கின்றது.

அந்தக் கடமையில் தான் நம்மில் உணரப்படும் நான் என்பது மேன்மையான மனித உறவுகளில் பொதிந்திருக்கிறது

என்ற மெய்ஞானம் இருக்கின்றது.

மனித உறவுகளில் அடர்த்தியான உறவு நட்புறவு மட்டுமே.

உங்கள் நட்புறவுங்களுடன் இணைந்து உங்கள் நேரத் திட்டத்தை சாதித்து காட்டுங்கள். நல்லுலகை எட்டிப் பிடித்து நிம்மதியாக வாழ பழகுங்கள்.

உங்கள் மூத்தத் தலைமுறைகள் வெறும் புலம்பல்களாக முடிந்துவிடுவார்கள் என்பதாக எங்களை எண்ணாதீர்கள்.

உங்கள் பிள்ளைகளின் கண்களாக உங்களைச் சுற்றிக்கொண்டே இருப்போம். நாங்கள் உங்கள் குழந்தைகளின் கண்களால் உங்களைப் பொறுப்பான பெற்றோர்களாகவும் நல்லுலகத்தின் சிற்பிகளாகவும் காண்பதையே விரும்புகிறோம்.

9. மதகத ராசாக்களே சிரியுங்கள்

- கவிஜி

வயதாகும் போது கோமாளிகள் ஆகாமல் இருக்க கவனத்தோடு இருக்க வேண்டும். பல கெத்துகள் வெத்துகளானதை பார்த்து விட்டோம். பார்த்துக் கொண்டிருக்கிறோம். பார்க்க பார்க்க வயதாகி விடுவது இயல்பு. அது ஒரு ப்ரோஸஸ். வயது ஏற ஏற மனதின் வடிவம் மாற வேண்டும். தன்மையின் தகவமைப்பில் பழம் போல பழுத்து... சுவை கூடும் இனிப்பில் புன்னகைக்க வேண்டும்.

மொட்டு விடும் அனிச்சையின் மொழி கொள்ளலே வயதாவதின் வடிவம். இயல்பினும் இயல்பாக பனி உருளும் நுனிப் புல் ஆகி எட்டு திசைக்கும் இசை பட அசைதல் அது. முந்திக் கொண்டு நிற்பது கூடாது. முன்ன விட்டு வழி நடத்துதலே அழகு. பின்னிருந்து பேசுதல் ஆகாது. உண்மையில் இருந்து பேசுதல் பேரழகு. உரக்க பேச வேண்டிய தேவை இல்லை. உள்ளத்தின் கதவுகள் திறந்திருந்தாலே போதும். மௌனமும் மொழி ஆகும். மனமெல்லாம் பூ வாகும். கருணை கொப்பளிக்க காலம் கூடும். கடவுள் ஆகி

விட்டால் கவலை தீரும்.

ஒன்று புத்தகம் போல இருக்க வேண்டும். எந்தப் பக்கம் திருப்பினாலும்... செய்தி கிடைக்கும். அல்லது ட்ரங்கு பெட்டியாக இருக்க வேண்டும். திறக்க திறக்க நினைவுகளில் நீந்தும் சிறுபிள்ளை வாசம். இரண்டும் இல்லாமல் டிவி பொட்டியாக இருந்துவிடல் ஆகாது. சலிப்பு ஏற்படும். பக்கத்து வீட்டை எட்டிப் பார்க்க கற்றுத்தரும் சீரியல் மொழி மனிதன் சின்னவனாகும் வழி. குறுக்கு புத்தியில் இருந்து வெளியேறும் வயதுக்கு பலம் அதிகம். குதர்க்க சித்துவில் இருந்து வெளியேறும் மனதுக்கு பவள வண்ணம்.

வளைந்து கொடுக்காத மரம் புயலுக்கு தாங்காது போல.. வாழ்க்கை பொழியாத மனம் வயதாவதற்கு ஆகாது. வாரி அணைக்க தெரிந்த கைகளில் ஒரு மொத்த வாழ்வின் முத்தங்கள் ரேகையாய் படிந்திருக்கும். எல்லாருக்கும் கொடுத்து விட்டு எல்லையில் நிற்கும் சாமியாகும் வரம் வயதாவதற்கே கிடைக்கிறது. எனக்கு எனக்கு என்று ஆளாய் பறக்கும் மனதில் அனுபவமற்ற அரைவேக்காடு தானே மூடி உதைத்துக் கொண்டிருக்கும். முழு மனிதர் ஆக வயதாவதை ஏற்றுக் கொள்ளல் முக்கியம். பிறகு அதற்கு தகுந்தாற் போல காரியங்களை ஆற்றுவது அதன் பக்குவத்திற்கு கிடைக்கும் பரிசு.

வெளித் தோற்றத்திற்கான பூச்சு காலத்துக்கு தக்க இயல்பாகி விட்டாலும்.... உள்ளே பூச்சற்ற வெண்மை தாலாட்ட வேண்டும். முகத்துக்கும் தலைக்கும் பூசும் பூச்சு நிம்மதி தரும் என்றால்... மனதுக்கு பூசும் பூச்சு நிம்மதி எடுக்கும்.

பொறுமைக்கு அருஞ்சொற்பொருள் மூத்த மனிதனின் முகக்கனிவென்றே இருக்கட்டும். குற்றம் கண்டு கொண்டே இருக்க சுற்றம் இருப்பது இருக்கட்டும்... உற்றதே விலகத் தொடங்கும். மரணத்துக்கு பயந்தவர் மற்றவருக்கு இரங்குவதில்லை. தன்னைப் பற்றியே சிந்திக்கும் சீக்கு முதுமைக்கு அழகல்ல. தன்னியல்பின் நிழலாக அசையும் ஆறு போல இருந்தால்... வேறு என்ன வேண்டும். விதி விட்ட வழி என்றெல்லாம் ஒன்றுமில்லை. வீட்டுக்கே வெளிச்சமா-

கும் வல்லமை வயதாவதற்கு உண்டல்லவா.

கிடந்து தவித்தல் கடிந்து கொண்டே இருத்தல். எழுந்து பறக்க... கடினப்பட்ட கவசத்துக்கு ஆகாது. பழம் போல இருக்க வேண்டும்... வயதான மனது. விழுந்து சிதறினாலும்... பல உயிர்களுக்கு உணவாக வேண்டும். முடங்கிக் கொண்ட மூச்சில் விஷம் ஏறுவது இயல்பு. மூர்க்கம் கொண்ட மனதில் சர்ப்பம் ஊர்வது இயல்பினும் இயல்பு. உணர்வினில் இருக்க... சில இயல்புகளை தகர்ப்பது காலத் தேவை. பூக்களின் குதூகலத்திற்கு பழகிய மனதில் உடல் ஒரு சாது. வீதியில் இருக்கும் வேப்ப மர பூவையும் ரசிக்க பழகு. செய்தித்தாளில் சிக்கி சீரழியாமல் இருக்க மாற்று வழிகள் நிறைய உண்டு... மதகத ராசாக்களே.

வேடிக்கை பார்க்கும் கண்களில் வானம் பூமி யாவும் பேரழகு. வீடியோ பார்க்கும் கண்களில் தான் புரை விழுகிறது. மீசையை முறுக்கிக் கொண்டே கிடப்பது வெத்து. கொத்து சாவியை இடுப்பில் கொண்டே திரிவது வெத்திலும் வெத்து. வியாக்கியானத்தை விட்டொழிந்த கணத்தில் கவனிக்கலாம்... கனமற்ற கண்களில் சிறுபிள்ளை கோலி குண்டு சுழலும். நினைவுகளை அசை போடுதலில் இருக்கும் சுகம் கண்டு கொள்ளுங்கள். எதிர் வீட்டு மனிதர்க்கும் இரங்கும் குணம் வாழ்வின் அடிப்படை. பிடிவாதங்களில் இருந்து விடுபடும் போது ஒரு வாதமும் உடன் இருப்பதில்லை. முடக்கு வாதம் கால்களில் வருவதை விட மனதில் வருவது பேராபத்து.

வயதாவதைப் போல துக்கம் இல்லை தான். ஆனால் வாழ்வின் போக்கில் அதை அப்படியே ஏற்க பழகுதலே அதைக் கொண்டு வெளிப்படும் தீவிரத்தை அடக்கும் வழி. இனம் புரியாத கோபங்களை தவிர்க்க... முளைத்த கொம்புகளை மடக்க முயற்சியுங்கள். தேவையில்லாத பதட்டங்களை அழகாய் அழிக்க மூத்தவனாகுதலே முறை. வழியை அடைத்துக் கொண்டு நிற்கையில் தான் கூட்டம். வழி விட்டு விட்டால்... ஆட்டம் பாட்டம் தான். அமைதிக்குள் செல்வது தான்... வயதாவது. மரணத்துக்குப் பழகுவது

தான்... வயதாவது. மனிதர்களிடையே தெய்வமாகுதல் தான் வயதாவது. இப்படி நோக்கினால்... எப்படி வரும் மன நோவு. உடல் நோவுக்கும்கூட உடன் இருக்கும் அழுத்தம் தானே முதற் காரணம். மூடி இருக்கும் கைகளில் வியர்வை இருக்கும். திறந்து சிலுவையாகி விடுங்கள்.. சிள் காற்றில் சிலிர்க்கலாம்.

பேரன்பில் திளைக்கும் மனதுக்கு வயது ஆவதே இல்லை. பெரு வனமாய் ஆகும் சிந்தைக்கு சீக்கு எப்படி வரும். உடல் கடந்த உன்னதத்திற்கு பழக... வயதாவதைப் போல சிறந்த வண்ணம் ஏது. பிள்ளைகளிடம் இருக்கும் கண்டிப்பு அவர்கள் பிள்ளைகளிடம் ஏன் இல்லை தெரி-யுமா. அது தான் முதிர்ச்சி. தளர்ச்சி என்று எடுத்துக் கொள்வது பின்னடைவு. மலர்ச்சி என்று எடுத்துக் கொண்-டால்... மரணமும் நிறைவு. மனம் விட்டு சிரியுங்கள். மற்றவர் சிரிக்க ரசியுங்கள். மாதுளை என இருக்கட்டும் உங்கள் மௌனம். தலை வாழையென கிடக்கட்டும் உங்கள் வாழ்வு.

பூமியை முதுகில் சுமப்பதை விட்டு விட்டு... இதயத்தில் வானத்தை ஏற்போம்.

10. ரிசல்ட் வரும் நாள்

- கவிஜி

ரிசல்ட் வரும் நாள் எப்போதுமே ஒரு வகை பதற்றத்தையும் சேர்த்தே இழுத்துக் கொண்டு வருகிறது. அது ராசாத்தி வரும் நாள் போல. அப்படி ஒரு திகிலடித்த நாள். புலி வருது புலி வருது என்பது போல அந்த நாள் வந்தே விட்-டது.

அப்படித்தான் இருந்தது. நாள் முழுவதும் மதிப்பெண்களின் குதியாட்டம். தாங்க முடியவில்லை. அதீத ஒப்பனையில் அரியணையில் ஆடிய மதிப்பெண்களும் இருந்தது. ஒப்பனையே இல்லாமல் தெருவில் ஆடிய மதிப்பெண்களும் இருந்தது. பல்லு போன மதிப்பெண்களின் சோக ஆட்டமும் இருந்தது. ஆளாளுக்கு நான் இவ்ளோ.. நீ.. நீ நீ.. என்று

நடுக்கத்தின் நயத்தில் தான் யாரென்றே சற்று நேரம் மறந்து போய் வெறும் மார்க் ஷீட்டாக நடந்து கொண்டிருந்த பிள்ளைகளைக் காண பயமாக இருந்தது.

திருவிழாவில் காணாமல் போவதற்கே வந்திருக்கும் ஆடுகள் போல தான் அத்தனை பேரும் பள்ளியில் கூடி இருந்தது. அமர்ந்திருந்தால் வேடிக்கை. உடன் நடந்தால் தவிப்பு. தனித்திருக்க வாய்ப்பே இல்லாத காம்பவுண்ட் கரகரப்பு... பார்க்க பார்க்க பதற்றத்தில் தடுமாற செய்தது. அதே நேரம் படபடப்பில் கடிகாரம் செய்தது. பிள்ளைகள் தான் பித்து பிடித்தாற்போல சுழல்கிறார்கள் என்றால் பெற்றதுகள் அதற்கு மேல். திக்கு தெரியாத காட்டில் திசைக்கு அலைவது போல. அப்படி ஒரு பலவீனத்தை மெல்ல மெல்ல காலப்போக்கில் நாகரீக சமூகம் கண்டடைந்து விட்டிருக்கிறது. போட்டி என்று பெயர் வைத்து மாய சுமையை சுமக்க பழகி விட்டிருக்கிறது. நிதாமனற்ற நிர்பந்த அலைச்சல்... நேரம் ஓட ஓடி தறிகெட்டு ஓடியது.தான் முன்னே நடந்து பெற்றோர் பின்னால் வர வந்தவர்களும் இருந்தார்கள். பெற்றோர்கள் முன்னால் நடந்து ஸ்டூடெண்ட்ஸ் பின்னால் வந்த காட்சியும் இருந்தது. முகம் முழுக்க பூரித்த மதிப்பெண்களும் உண்டு. கழுத்து வரைக்கும் பிதுங்கி நின்ற கவலைகளில் கரகரத்த மதிப்பெண்களும் உண்டு. தலையே இல்லாமல் வந்த மார்க்குகளும் உண்டு. எது பற்றியும் கவலைப்படாமல் சுவற்றில் அமர்ந்து சிரிப்பாட்டும் வெற்று செதில்களும் இருந்தன. குட்டிச்சுவர் எல்லா காலத்திலும் காலத்துக்கு தகுந்த கோமாளி வேஷத்தில் இருக்கத்தான் செய்கிறது. அதற்கு கழுதை உதைத்தாலும் கவலை இல்லை. காலம் வெளுத்தாலும் கவலை இல்லை. வீணா போன தண்டங்களை கடந்து வந்த போது கண்கள் நடுங்க எதிர்காலத்தை சிமிட்டிக் கொண்டிருந்த சிலரையும் பார்க்க முடிந்தது.

மினுக்கிகளை காண முடிந்தது. கண்ணும் கருத்துமாய் நினைத்த குரூப் வேண்டுமே என்று கண்ணீர் விட்டவர்களையும் கவனிக்க முடிந்தது. நிக்க நேரம் இருக்காது.. செய்ய வேலை இருக்காது என சொல்வது போல சிலதுகள்

கிழக்கும் மேற்கும் சும்மா நடந்து கொண்டே இருந்ததையும் பார்க்க முடிந்தது.

பறவைகள் பலவிதம் என்பதை நீண்ட நாட்களுக்குப் பிறகு மீண்டும் அருகே உணர்ந்தேன்.

இந்த அறையில் இது.. அந்த அறையில் அது என்று பேருக்கு எழுதி வைத்திருக்கிறார்களே தவிர அங்கும் வரிசை மீறப்பட்டது. தெரிந்தவருக்கு முன்னுரிமை தரப்-பட்டது. பணக்காரனுக்கு பல் இளிக்கப் பட்டது. விவர குடோன்களாக சில பெற்றோரையும் கண்டோம். விவரமா அப்பிடின்னா என்றும் சில பெற்றோரைக் கண்டோம். போகிறவர்கள் எல்லாம் வரைந்த பிசிறு தட்டிய ஓவியமாய் வராண்டா பெஞ்சில் அமர்ந்திருந்தேன். அசையவும் சங்-கோஜம். ஏனோ மனிதர்களை விட்டு விலகி சமீபத்துக்கு வெகு தூரத்திலேயே நின்றேன். ஒவ்வொரு முகமும் ஒவ்-வொரு வாழ்வை சிமிட்டிக் கொண்டிருந்ததை உணர உணர எதற்கு இந்த ஓட்டம் என்று ஒரு பக்கம் ஓடினாலும்... ஓடாத வண்டி ஊர் போய் சேராதே என்ற வாழ்வின் நிஜமும் பக்கத்தில் ஓடிக் கொண்டிருந்தது.

ஆள் பூச்சி மாதிரி. மீசை தாடியில் புதருக்குள் இருந்து வந்தவன் போலயே ஒருவன். அவன் நடையே ஒரு கோடு போட்டது போல. எந்த அலட்டலும் இல்லை. அவன் நடையைக் கொண்டு அவன் பாஸ் பெயில் என்று சொல்-லவே முடியாது. யாரையோ தேடிக் கொண்டே இருந்தான். சக நண்பர்களுக்கு கை கொடுத்து வாழ்த்தினான். பெரிய மனுஷ தோரணை. ஆனால் மடக்கி பேக்- குள் வைத்து விடலாம். அவ்வளோ தான் உருவம். அந்த நேரத்துக்கு மனதுக்குள் ஒரு தெளிந்த சிரிப்பை அள்ளி வீசி சென்று விட்டான்.

ஆள் பூதம் மாதிரி இருக்கான்... மூஞ்சியில் பேருக்கு கூட ஒரு முடி இல்ல. செகண்ட் குரூப்புக்கும் தேர்ட் குரூப்-புக்கும் இடையே தள்ளாடும் காளை அது. சுய நொந்தல் அவன் நெற்றியில் ஓடிக் கொண்டிருந்தது. சோலி முடிஞ்-சுசு போன்ற பாவனையும் அவ்வப்போது. அவனும் சிரிக்க

செய்து விட்டான்.

வெண்ணெய்களா ஒழுங்கா படிச்சிருக்கணும்ல. உள்ளே தோன்றியது.

கவன ஈர்ப்பு கண்றாவிகள்... இடம் பொருளற்ற சத்தங்களை குவித்துக் கொண்டிருந்தார்கள். ஒரு வாத்தியாரை தூரத்தில் அப்படி திட்டி விட்டு... இப்ப பாரு எப்பிடி பேசறேன்னு... அவரை பார்த்ததும் அப்படியே சாந்தமாய் சரிந்த கொடூரனையும் பார்க்க முடிந்தது. கல்லூரி முடிந்து வேலைக்கு போகும் பெண் மாதிரி தன்னை காட்டிக்கொண்டு... சுற்றி நான்கு பசங்களை நிற்க வைத்தபடியே நின்ற இடத்திலேயே நாட்டியம் செய்தபடி இருந்தவளை பார்க்க நேர்ந்தது. குடம் குடமாய் கொட்டிய கொடுமையை என்னத்த சொல்ல. திரும்பிக் கொண்டேன்.

ஒவ்வொரு குடும்பமும் தன் அளவு சுமையை சுமந்து வருவதை பார்க்க பார்க்க வினோதமாக இருந்தது. சர்வைவல் தாகம் ஒவ்வொரு முகத்திலும் தாண்டவமாடியது. தொன்று தொட்ட தற்காப்பு ஒவ்வொரு பிள்ளையைச் சுற்றிலும் பலவந்தமாக சூழ்ந்து இருந்ததை காண காண அள்ளு விட்டது.

பக்கத்தில் ஒரு பையன் பரிதாபமாக அமர்ந்திருந்தான். அவனுக்கு அந்தப் பக்கம் அவன் அப்பா பேச ஒன்றுமில்லாமல் சூனியம் வெறித்திருந்தார். அந்த அம்மா என்னென்னவோ சொல்கிறது. அவன் செகண்ட் குருப் தான் வேண்டும் என்கிறான். கூட வந்த முதலாளியும் என்னென்னவோ சொல்லி பார்க்கிறார். தேர்ட் குரூப்பில் என்ன பிரச்சனை. மார்க் கம்மியா இருக்கறதுனால தான் இவ்ளோ பேச வேண்டி இருக்கு. ஆனா உனக்கு மனசுக்கு புடிக்கணும். நாம் வேற ஸ்கூல்ல ட்ரை பண்ணலாம். அங்கயும் கிடைக்கலனா தேர்ட் குரூப் தான். இப்போதைக்கு படி. காலேஜ் போகும் போது.. கம்பியூட்டர் சைன்ஸ் டிப்ளமோ பண்ணி... என என்னென்னனவோ சொல்கிறார். அவன் கண்களில் நீரோடு செய்வதறியாமல் அமர்ந்திருந்தான். எனக்கு கூட கண்கள் கலங்கி விட்டன. எந்தப் பக்கம் போவது என

தெரியாமல் கையிலிருக்கும் மார்க் போதாமை அவனை அமர்ந்தபடியே அல்லாட செய்தது. சுற்றிலும் முள் வேலிக்குள் மாட்டிக்கொண்ட மூச்சுத் திணறல் அது. அவன் முகத்தில் அப்பப்பா காலத்தின் சுமை.15 வயதுப் பையனின் மூளைக்குள் கண்ணீர் கசிவதை நான் கண்டேன்.

கொஞ்சம் அழுத்தி படிச்சிருக்கலாம்லடா என்று மனம் விசும்பிக் கொண்டே கேட்டது.

எத்தனை விதமான வினைகளை இந்த ரிசல்ட் தருகிறது. நல்ல மார்க்கில் பாஸ் ஆனவன். மிதமான மார்க்கில் பாஸ் ஆனவன். பார்டரில் பாஸ் ஆனவன்.. அடுத்து பெயிலானவன். பெயிலானவனுக்கு பிரச்சனை வேறு மாதிரி என்றால்.. கொஞ்சம் மார்க் வாங்கி பாசானவனுக்கு பிரச்சனை வேற. சட்டென சிறகுகள் வேலை செய்யாமல் போனால்.. அந்த சின்னஞ்சிறு பறவை வானத்தில் என்ன செய்யும்.

அறிவில்லாமல் எல்லாம் இங்கே யாரும் இல்லை. அறிவில்லாதவன் பிறக்கவே முடியாதே. இங்க பிரச்சனையே வேற. கவனம் இல்லங்கறது தான். அதுல தான் கவனம் செலுத்தனும் பெத்ததுங்க.

சோகமானவனை அவன் சோர்ந்திருக்கிறான் என்று கூட புரியாத சக நண்பர்கள் ஹாய் டா பாய் டா என்று தோளை தட்டி கேசுவல் வாக் செய்ததும் கண்டேன். போங்கடா கோமாளிங்களா அவனே நொந்து உக்காந்துருக்கான் என்று திட்ட தோன்றியது.

நிறைய தோன்றிக் கொண்டே இருந்தது. இன்னொன்றும் தோன்றுகிறது.

பத்தாவது தான் வாழ்வின் திருப்பு முனை. அதில் சரியாக இருந்து விட வேண்டும் என்று சூப்பர் டூப்பர் மார்க்கில் பாஸ் ஆனவன் அதற்கு நேர் எதிரான வேலையை எதிர்காலத்தில் செய்ய நேர்ந்திருக்கிறது. பிடிக்காத குரூப்பில் சேர்ந்தவன்.. பிறகு அதையே பிடித்து அதில் உச்சம் தொட்டவனும் இருக்கிறான். இதோடு முடிந்து விட்டது என்று தான்... கட்டி வைத்திருந்த கனவு நொறுங்கும் போது தோன்றும். சரியான வழிகாட்டுதலின்படி நடை போட்டால்..

இலக்கை மாற்றிக் கொள்ள முடியும். மனம் இளசு தானே. அதை விடுத்து இல்லை.. இது தான் வேண்டும் என்றால் அதற்கான தகுதியை வளர்த்துக் கொள்ள வேண்டும். சரி தானே.

கூழுக்கும் ஆசை மீசைக்கும் ஆசை ஒருபோதும் நிகழாது. லட்சியம் பெரிதென்றால் உழைப்பும் பெரிதாக இருந்திருக்க வேண்டும். இல்லை இவ்வளோ தான் நாம் என்றால் அதற்கான ரூட்டை பற்றிக் கொள்ள வேண்டும். வெறும் ஆசை வேலைக்காகாது. வியர்வை சிந்திய உழைப்பே வெற்றிக்கு வழி வகுக்கும்.

இதோ என் பக்கத்தில் அமர்ந்து என்ன செய்வதென்று புரியாமல் தடுமாறிக் கொண்டிருந்தவன் ஒரு துளி. பல முகங்களில்.. தடுமாற்றம் தான். தவிப்பின் உச்சத்தில் சில கண்களில் நீர் கூட துளிர்த்தது. உடனே இது தான் சாக்கு என்று இனி கொஞ்சம் விளையாட்டை குறைச்சுக்கோ. சொல் பேச்சு கேளு... என்று அந்த அம்மா அறிவுரையை அள்ளித் தெளிக்கத் தொடங்கி விட்டது. ஒரு பக்கம் மார்க் குறைந்த வருத்தம். ஒரு பக்கம் இப்படி பொதுவில் மானம் போகுதே என்ற வருத்தம். நான் கண்டுகொள்ளாத மாதிரி திரும்பிக் கொண்டேன்.

சிறுவர்களுக்கு வருத்தப்படவும் வழி விட வேண்டும்.

சிஸ்டம் சரி இல்லை சிஸ்டம் சரி இல்லை என்று சொல்லிக் கொண்டே அதே சிஸ்டத்தின் பின்னால் ஓடிக் கொண்டிருப்பவர்கள் நாம்.

என்ன செய்ய. முதலில் ரூல்ஸ் தெரிந்து கொண்டு பிறகு பிரேக் தி ரூல்ஸ் செய்வது பற்றி யோசிக்கலாம். என்ன வெங்காய சிஸ்டம் இருக்கிறதோ அதற்கு தக்க தன்னைத் தயார் செய்து கொண்டு முன்னகர்வது... சேபர் சைடு. சேபர் சைடு என்பது சிம்பிள்... நல்ல மார்க்கில் பாஸ் ஆகி விடுவது. அதன் பிறகு... மார்க் தான் வாழ்வை தீர்மானிக்கும் திசைகாட்டியா. மார்க் தான் அறிவை எடை போடும் தராசா. முதல் மார்க் வாங்கிய முட்டாளும் இருக்கிறான். பெயில் ஆன அறிவாளியும் இருக்கிறான். இடையே மார்க்

என்பதன் வடிவம் தான் என்ன... என்று போராடலாம். புரட்சி செய்யலாம்.

படிக்காத மேதைகளை விரல் விட்டு எண்ணி விடலாம். ஆக... நாம் படித்து விட்டே மேதையாவோம்... கண்மணி-களே. சேபர் சைடு. சேபர் சைடு.

11. பாலின் பெருமைகள்

பூமியில் வசிக்கும் மானுடர்களுக்கு அமுதம் கிடைக்க வாய்ப்பில்லை. அதற்குப் பதிலாக, அவர்களுக்கு வாய்த்-திருப்பது பால் என்கின்றன வேதங்கள். இதில் இருந்தே பாலின் பெருமையை அறிந்து கொள்ளலாம். பாலில் தாய்ப்-பால், பசும்பால், எருமைப்பால், ஆட்டுப்பால் என சில வகைகள் உண்டு. ஒவ்வொன்றிலும் ஒவ்வொரு குணம் உள்-ளது.

தாய்ப்பால் என்பது ஒவ்வொரு குழந்தைக்கும், தாயிடம் இருந்து கிடைக்கும் முதல் மற்றும் ஈடு இணையற்ற உணவாகும்.

அடுத்து பசும்பால் என்பது இயல்பாகவே இனிப்பானது, உடலுக்கு நல்லது. எருமைப்பால் பசும்பாலை விடக் குளிர்ச்-சியானது. நிறையக் கொழுப்பு நிறைந்தது. பசி அதிகம் எடுப்பவர்கள் இதைச் சாப்பிடலாம். இதுவும் செரிக்கத் தமா-தமாகும். செரிமானக் கோளாறு உள்ளவர்கள் இதைத் தவிர்ப்பது நல்லது.

ஆட்டுப் பாலில் மனித உடலுக்குத் தேவையான நிறைய சத்துக்கள் உள்ளன. ஆட்டுப்பால் விரைவாகச் செரிமானம் ஆகும். பாலூட்டும் தாய்மார்கள் இதைச் சாப்பிட்டால், அதிகப் பால் சுரக்கும். இருமல், மூச்சுத் திணறல் போன்ற சுவாசப் பிரச்னைகளுக்கு ஆட்டுப்பால் நல்லது.

வயிற்றுப்போக்கு உள்ளவர்கள் பசும்பால் சாப்பிட்டால், பேதி அதிகமாகப் போகும். ஆனால், ஆட்டுப்பால் அதை உடனே கட்டுப்படுத்தும்.

பால் குடித்ததும் புத்துணர்வு தரக்கூடியது. பசும்பால் குடித்து வந்தால் உடல் பலம், மூளை பலம் இரண்டையும் பெறலாம். சோர்வாக இருப்பவர்களுக்கும், தலைச்சுற்றல் உள்ளவர்களுக்கும், மலச்சிக்கல், நீர்ச்சுருக்கு போன்றவற்றால் அவதிப்படுகிறவர்களுக்குப் பால் நல்ல தூக்க மருந்து. ஆண்மையைத் தூண்டும் சக்தியும், குழந்தைப் பிறப்பை ஊக்குவிக்கும் சக்தியும் இதற்கு இருக்கிறது.

இந்தியாவில் அரிசி பிரதான உணவு. அமெரிக்காவில் கோதுமை முக்கிய உணவு. ஆனால், உலகம் முழுமைக்குமான பொதுவான உணவு பால் மட்டுமே. பிறந்த குழந்தை முதல் மரணப்படுக்கையில் கிடக்கும் முதியவர் வரை எல்லோருக்கும் ஏற்ற உணவாக பால் உள்ளது.

இதில் பிரதானமானது பசும்பால். பிறந்த குழந்தைக்குத் தாய்ப்பால் அவசியம். ஏதோ ஒரு காரணத்தால் குழந்தைக்குத் தாய்ப்பால் கிடைக்காமல் போனால், அதற்கு மாற்று பசும்பால் தான். கிட்டத்தட்ட தாய்ப்பாலுக்கு இணையான குணங்களும், குழந்தைக்கு ஊட்டம் கொடுத்து வளர்க்கும் தன்மையும் பசும்பாலில் மட்டும்தான் இருக்கிறது.

பால், மாட்டின் ரத்தம் இல்லை. அது தாவரங்களின் உயிர்ச் சத்து. பசு சாப்பிடும் பச்சைத் தாவரங்களின் உயிர்ச்சத்து, பசுவின் உடலில் போய் மாற்றம் பெற்று, பாலாக வருகிறது.

12. நினைவில் கொள்ளுங்கள்

நாம் நம் வாழ்நாளில் நமக்கென்று வசிக்க வீடு கட்டுவது ஒருமுறைதான். நாம் வீடு கட்டத் திட்டமிடும் பொழுது நம் மனைவியைக் கூட கலந்து ஆலோசித்துச் செயல்படுவது இல்லை. அப்படியே கலந்து பேசினாலும், நம் சக்திக்குத் தகுந்தாற்போல திட்டமிடும்பொழுது தன்னையும், தன் குழந்தைகளையும் மட்டுமே மனதில் கொள்கிறோம்.

வீடு என்றவுடன் வராந்தா (தாழ்வாரம்), ஹால், இரண்டு படுக்கை அறைகள், சமையல் அறை, சாப்பாட்டு அறை,

பூஜை அறை, பொருள் வைப்பு அறை, குளியல் மற்றும் கழிப்பறை என்பது மட்டுமே நம் திட்டமாக இருக்கும். வராந்தாவிற்கு வெளியே கார், இருசக்கர வாகனம் நிறுத்த வசதியான மூடு முன்றில் (Porch) வேண்டும்.

வீட்டின் வடிவமைப்புக்கு தகுந்தாற்போல் நாம் அனுசரித்து இருக்கப் போகிறோமா அல்லது நம் தேவைக்குத் தகுந்தாற்போல் நாம் வடிவமைக்கிறோமா என்பதே கேள்வி. முக்கியமாக நம்முடன் இருக்கும் முதியோர்களையும் மனதில் வைத்து (எதிர் காலத்தில் நமக்கும் முதுமை வரலாம்) கட்டப் போகும் வீட்டை, கட்டிட வடிவமைப்பாளர் (Architect) ஆலோசனையுடன் வடிவமைத்தால் அனைவர்க்கும் பயனுள்ளதாக அமையும் என்பதில் சந்தேகமில்லை.

கட்டிட வடிவமைப்பின் போதும், கட்டுமானத்தின் போதும் செய்யக்கூடிய சிற்சில மாறுதல்களினால் நம்முடன் வசிக்கும் முதியோர்கள் வீட்டின் பல பகுதிகளுக்கும் எளிதாகவும் தடங்கலின்றியும் சென்று வரலாம். முதியோர்கள் தங்கள் அறையிலிருந்து கூடம், சாப்பாட்டு அறை, பூஜை அறை சென்று வரத் தகுந்தபடி வடிவமைப்பு அமைய வேண்டும்.

முதியோர்கள் வசதிக்காக வீட்டிற்குள் நுழைய சரிவுப்பாதை (Ramp) அமைக்கலாம். வீட்டின் நுழைவாயில் படிகளில் ஏறுமிடம், மாடிப்படி, குளியறைகளில் கைப்பிடிக் கிராதி (Hand rails) அமைப்பதும், குளிக்குமிடம், கழிவறைக்கருகில் கைப்பிடிக் கம்பி (Grab-bar) அமைப்பதும் அவர்கள் எளிதில் நடமாட உதவும். பெரும்பாலும் குளியலறையில் வழுக்கி விழுந்து தொடை எலும்பின் மேல் பகுதி முறிவு ஏற்படலாம். குளியறை தளத்தில் வழுக்காமலிருக்க Anti-skid tiles போடவேண்டும்.

தரையிலும், பிற அறைகளுக்குச் செல்லும் வழிப் பாதையிலும் சமதளமாகவும், வெளிச்சமாகவும், தளம் வழுக்காமலும் (Anti-skid tiles அல்லது சற்று சொரசொரப்பான சிமென்ட் தளம்) இருக்கவேண்டும். இந்த ஏற்பாட்டினால் முதியோர்கள் வீட்டினுள் சிரமமின்றி நடமாடுவது எளிது.

முதியோர்கள் வசிக்கும் அறை நல்ல காற்றோட்டமும், வெளிச்சமும் கிடைக்கும் வகையில் சன்னல்கள் அமைந்திருக்க வேண்டும். அவர்கள் துணிமணிகளும், புத்தகங்களும் வைக்கும் அலமாரிகள் உயரம் அதிகமின்றி, சிரமமின்றி எடுக்க வசதியாக இருக்க வேண்டும். அவர்கள் உபயோகிக்கும் கட்டில்கள் உயரம் குறைந்து அகலமாகவும், நாற்காலி, மேசைகள் அதிக உயரமின்றி படிப்பதற்கு வசதியாகவும் இருக்க வேண்டும்.

விளக்கு, இரவு விளக்கு, காற்றாடி, குளிர்சாதனப் பெட்டி ஆகியவைகளின் விசை இயக்கிகள் (Switches) முதியோர்கள் கைக்கெட்டும் தூரத்தில் அமைக்கப்பட வேண்டும். தொலைபேசி, படுக்கைக்கு அருகில் கம்பிவடம் (Cable wire) தடுக்கி விடாமல் இருக்க வேண்டும். அவசரத்திற்கு உங்களை அழைக்க படுக்கைக்கருகில் அழைப்பு மணி அமைப்பது (Calling Bell) நல்லது.

பெரியோர்கள் முதியோர்கள் நம் வீட்டின் பொக்கிஷங்கள். அவர்கள் அனுபவங்கள் நாம் வாழ வழி காட்டுகின்றன. அவர்களை அலட்சியப்படுத்தாமல் பாதுகாப்போம். அவர்களிடம் ஒவ்வொரு நாளும் உரையாடி சிறிது நேரம் செலவு செய்வோம். அவர்கள் மகிழ்ந்தால் நாமும் மகிழ்வோம். அவர்கள் உடல் நலனிலும், மன நலனிலும் அக்கறை எடுத்துக் கொள்வோம்.

13. சுத்தமான காற்றை உருவாக்குவோம்

வீட்டைவிட்டு வெளியே தெருவிற்கு வந்து, நடந்தோமானால் நமக்கு சுவாசிப்பதே மிகவும் சிரமமாக ஆகிவிடுகிறது. தொடர்ந்து செல்லும் நான்கு சக்கர வாகனங்களும், இரண்டு சக்கர வாகனங்களும், ஆட்டோக்களும், டிராக்டர்களும் வெளிவிடும் புகை காரணமாக, நாம் சுவாசிக்கவே முடியவில்லை. மேலும் தூசியும் ஓரங்களில் ஓடும் கழிவு நீர்களின் துர்நாற்றமும், பிளாட்பாரம் நடுவில் நிறுத்தப்பட்டுள்ள தள்ளுவண்டியில், கோழி இறைச்சி, மீன் முதலியவற்றை எண்-

ணையில் வறுத்தெடுக்கும் நெடியும் சேர்ந்து அதன் கழி-
வுநீரை ரோட்டின் நடுவில் கொட்டுதலும் சேர்ந்து, நம்மை
பயமுறுத்துகிறது. வெளியில் சென்ற நாம் நம் வேலைகளை
விரைவில் முடித்து, வீடு திரும்பினால் போதும் என்று ஆகி-
விடுகிறது.

பருவநிலை மாற்றத்தால் நாட்டின் சில பகுதிகளில் அதிக
மழை பெய்து வெள்ளக்காடாக பெருகி, விவசாயத்தை
அழித்து மக்களுக்கு உண்ண உணவு கூட கிடைக்காமல்
செய்து விடுகிறது. சில நேரங்களில் தேவையான அளவு
கூட மழை பெய்யாமல் வறட்சியாக்கி, நீருக்காக நெடுந்தூரம்
அலைய வேண்டியதாய் ஆகிவிடு கிறது. மனித குலத்திற்கு
கிடைக்கவேண்டிய நீரின் அளவும் குறைய ஆரம்பித்துவிட்-
டது. பூமி உருண்டையும் வெப்பம் அடைய ஆரம்பித்து
விட்டது. தொழிற்சாலையிலிருந்து வெளியிடும் புகையும்,
கழிவு நீரும், வானத்தையும், நிலத்தையும் நஞ்சாக மாற்றிக்
கொண்டேயிருக்கிறது. அணு ஆயுத கழிவுகள், யுரேனிய
தாது கழிவுகளும் வளி மண்டலத்தையும், கடல் நீரையும்
கெடுத்துக் கொண்டே வருகிறது. நம் பூமியைச் சுற்றியுள்ள
காற்று மண்டலத்தையும் தாண்டி, பூமிக்கு பாதுகாப்பாக
இருக்கும் ஓசான் மண்டலத்தில் ஓட்டை விழுந்திருப்பதாக
ஆராய்ச்சியாளர்கள் கூறுகிறார்கள். அந்த துவாரத்தின்
வழியாக அல்ட்ரா வயலட் கதிர்களும், இன்பரா ரெட்
கதிர்களும், பூமியை தாக்குகின்றன. அதனால் மனிதனுக்கு
தோல் புற்று நோயும், உடல் பாதிப்புகளும் ஏற்பட
போகின்றன என்று எச்சரிக்கிறார்கள் விஞ்ஞானிகள்.

முதலில் நாம் உயிர்வாழ நல்ல சுத்தமான காற்றாவது
வேண்டாமா? நல்ல பிராணவாயு நிறைந்த காற்றை சுவா-
சித்தால்தானே, அதை நம் உடல் ஏற்று, ரத்தம் சுத்தம-
டைந்து, அதிலுள்ள கழிவுகளை கரியமில வாயுவாக மாற்றி,
நம் உடலானது நம் நாசிகள் மூலம் வெளியேற்ற முடியும்!

மக்கட்தொகை பெருகி, ஜனநெருக்கம் அதிகம் ஆகும்-
பொழுது அத்தனை மக்களும், உயிர் வாழ் பிராணிகள்,
மிருகங்கள் அனைத்தும் சேர்ந்து மூச்சுவிடும் பொழுது

வெளியேற்றும் கரியமில வாயு, காற்றில் கலந்து, அந்த பகுதியில் உள்ள காற்று மாசு படாதா! என்று எண்ணத் தோன்றும்.

செடி கொடிகளும், மரங்களின் இலைகளும் சுவாசிக்கின்றன. ஆனால் அவைகள் காற்றில் உள்ள கரியமில வாயுவை எடுத்துக்கொண்டு, நல்ல பிராணவாயுவை வெளியிடுகின்றன. இதனால் காற்றில் கரியமில வாயு குறைந்து, பிராண வாயு அதிகரிக்கிறது. இயற்கை, இப்படி ஒரு சமன்பாட்டு நிலைமை ஏற்படுத்துகிறது! இதனை எத்தனை பேர் உணருகிறார்கள். இதனால்தான் காட்டை அழிக்கக் கூடாது என்ற இயக்கம் தோன்றியது. மழை வரவழைக்க மரம் நடுவிழா நடத்த வேண்டும் என்று மக்கள் நினைக்க ஆரம்பித்திருக்கிறார்கள்.

மழை நிறைய பெய்தால், மண்ணில் நிறைய செடி கொடிகள், புல்பூண்டுகள் தழைத்து வளரும்.

ஒவ்வொரு சிறுசெடியும், புல்லு கூட, அதிலுள்ள இலைகளால் கரியமில வாயுவை உறிஞ்சி, பிராண வாயுவை வெளியிடுகிறது. சிறுதுளி பெரு வெள்ளம் என்பது போல, அது காற்றோடு கலந்து நம்மை வாழ வைக்கிறது.

டாக்டர்கள் கூட மக்களை அதிகாலை வேளைகளில் வெறும் காலால் புல்வெளியில் நடந்து செல்லுங்கள் என்று கூறுகிறார்கள். செருப்பு அணியாமல் வெறும் கால்களால் காலை வேளைகளில் புல்தரைகளில் நடந்து செல்லும் பொழுது அதில் படிந்திருக்கும் பனித்துளிகள் கால் பாதங்களில் பட நமக்கு புத்துணர்வு ஏற்படுகிறது. அப்பொழுது புல்லின் நறுமணத்துடன் அவை வெளியிடும் பிராண வாயுவையும் நாம் சுவாசிக்கின்றோம். அந்த காற்று நம்மை புத்துணர்வு கொள்ள வைக்கிறது. உள்ளத்தில் உவகை உண்டாகி உற்சாகம், சுறுசுறுப்பு ஏற்படுகிறது.

செடி, கொடிகள், மரங்கள் உருவாக்குவதற்கு நம் வீட்டைச் சுற்றி இடம் இல்லாவிட்டாலும், வீட்டிற்கு உள்ளேயும், வெளியேயும், வீட்டைச் சுற்றியும், மொட்டை மாடியிலாவது தொட்டிகள் வைத்து செடிகளை வளர்க்க வேண்டும் என்ற

எண்ணங்கள் வர ஆரம்பித்திருக்கின்றன. சிலரது வீட்டு வரவேற்பறையில் நிறைய தொட்டிகளை வைத்து அழகான செடிகளை வளர்க்கிறார்கள். அழகுக்காக இருந்தாலும், அவை ஆக்ஸிஜனை வெளியிடுகிறது. மிக ரம்மியமான சூழல் அங்கு நிலவுகிறது. நம் வீட்டிற்குள்ளேயும் வெளியி-லும் உருவாகும் அசுத்தமான காற்று, தொட்டியில் வளர்க்-கப்படும் செடி கொடிகளால் உறிஞ்சப்பட்டு பிராண வாயுவாக வெளியிடட்டும் வீட்டிற்குள் ளேயே! நமக்கு நல்ல பிராண வாயு கிடைக்கட்டும்!

நம் சூரிய மண்டலத்தில், பூமியைச் சுற்றியுள்ள எந்த கிர-கத்திலும் நீர் இல்லை. அதனால் அங்கு தாவரங்கள் உண்-டாகவில்லை. நீர் இருந்திருந்தால், பாசி பச்சை படர்ந்து செடி கொடிகள் மரங்கள் உருவாகியிருக்கும். மரங்கள் உரு-வாகியிருந்தால், அதன் இலைகள் அங்குள்ளநச்சுகாற்றை உறிஞ்சி, பிராண வாயு வெளியிட்டிருக்கும். சந்திரனுக்கு போய் இறங்கிய மனிதன் கூட பிராண வாயுவை உருவாக்கி மூச்சு விடுவதற் காக தலைக் கவசம் அணிந்து சென்றுதான் ஆராய்ச்சி செய்தான்.

பிராணவாயுவை தாவரங்களினால் மட்டுமே உருவாக்க முடியும் இயற்கையாக!

சிறுதொழில்கள் மூலமாக பலவித கைத் தொழில் பொருட்கள் செய்து, வெளிநாடுகளுக்கு ஏற்றுமதி செய்து, பணம் கொழிக்கும் நாடாக முன்னேறிய நாடு ஜப்பான். அந்த நாட்டில் எரிமலை சீற்றங்களால் சுற்றுச்சூழல் காற்று மாசடைந்து வருகிறது. மேலும் ஒவ்வொரு வீட்டிலும் ஒரு குடிசைத் தொழிலாக ஏதோ ஒரு பொருள் செய்வதற்காக, மூலப் பொருளை உஷ்ணமாக்கி, உருவாக்கி வடிவமைத்து செய்து கொண்டிருக்கிறார்கள். அதன்மூலம் வெப்பத்தை யும், கழிவு பொருளின் நாற்றத்தையும் புகை போக்கி மூல-மாக வானத்தில் விடப்படுகிறது. அதனால் சுற்றுச்சூழல் மாசுபடுகிறது. இதனால் ஜப்பானில் பல முக்கிய நகரங்களில் பல இடங்களில் ஆக்ஸிஜன் பார்லர்கள் உள்ளன. அங்-குள்ள மக்கள் பார்லருக்கு சென்று பணம் கொடுத்து சுத்த-

மான காற்றை சுவாசித்துவிட்டு வருகிறார்கள். முதன்முதலில் பொது இடத்தில் ஆக்ஸிஜன் பார்லர்கள் அமைத்தவர்கள் ஜப்பானியர்களே!

இன்று நம்நாட்டிலும் பம்பாய் போன்ற நகரங்களில் ஆக்ஸிஜன் பார்லர்கள் உள்ளன. நாமும் அந்த பார்லர்களில் போய் பணம் கொடுத்து, சுத்தமான ஆக்ஸிஜனை சுவாசித்து புத்துணர்ச்சி பெறலாம்.

இப்பொழுது நம்நாட்டில் சுத்தமான தண்ணீர் தேவைக்கு மினரல் வாட்டர் கேன், பாட்டில் நீர் விலைக்கு வாங்கி பயன்படுத்தி வருகிறோம். இன்னும் சில ஆண்டுகள் கழித்து காற்றையும் விலை கொடுத்து வாங்கி சுவாசிக்க வேண்டிவரும். வீட்டில் ஒவ்வொரு அறைக்கும் குழாய்கள் பதித்து, அதில் ரெகுலேட்டர் பொருத்தி, ஆக்ஸிஜன் சிலிண்டர் வாங்கி இணைத்து, நல்ல காற்றை திறந்து, அறை முழுவதும் நிறைத்து சுவாசிக்க வேண்டி வரும்!

நம் வீட்டு அருகில் செடி கொடி தாவரங்கள் நிறைய வளர்ப்போம். வீட்டிற்கு உள்ளேயும், வெளியேயும், திறந்தவெளி மாடியிலும் தொட்டி களில் செடிகளை அதிகமாக வளரச் செய்வோம். நம்வீட்டில் நாம் ஆரோக்கியமாக இருக்க, சுத்த மான பிராணவாயு கிடைக்க முயற்சி செய்வோம்.

14. உங்க வீட்டில் கொசு

நிறைய வீடுகளில் கொசுக்களை விரட்ட கெமிக்கல்கள் கலந்த கொசு விரட்டிகளை பயன்படுத்துகின்றனர். அவ்வாறு அத்தகைய கொசு விரட்டிகளை பயன்படுத்துவதால், சருமம் மற்றும் கண்களுக்கு மட்டும் பாதிப்பை ஏற்படுத்துவதோடு, நுரையீரலுக்கும் பாதிப்பை ஏற்படுத்துகிறது. அத்தகைய கேடுகள் விளைவிக்கும் கெமிக்கல் கலந்த கொசு விரட்டிகளை பயன்படுத்துவதை விட, வீட்டில் இருக்கும் ஒரு சில பொருட்களை வைத்து கொசுக்களை விரட்டலாம். இதனால் கொசுக்கள் அழிவதோடு, உடலும் ஆரோக்கியமாக இருக்-

கும். அத்தகைய வீட்டு கொசு விரட்டிகள் என்னவென்று பார்ப்போமா!!!

இயற்கை முறையில் கொசுக்களை விரட்ட...

தேங்காய் நார்: தேங்காய் உடலுக்கு மட்டும் நன்மை தராமல், வீட்டில் பல செயல்களுக்கும் பயன்பட்டு நன்மை தருகிறது. எப்படியென்றால் தேங்காய் நார்கள், வீட்டில் பாத்திரங்களை கழுவுவதற்கு பயன்படுவதோடு, வீட்டில் இருக்கும் கொசுக்களை விரட்டவும் பயன்படுகிறது. எவ்வாறென்றால், இந்த காய்ந்த தேங்காய் நார்களை எரித்தால், அதில் இருந்து வரும் புகை கொசுக்களை எளிதில் விரட்டிவிடும். தற்போது தேங்காய் நார்கள் கூட கடைகளில் விற்கப்படுகிறது.

ஆகவே அந்த நார்களை வாங்கி வந்து, மாலை நேரத்தில் நார்களை நெருப்பில் காட்டி, அனைத்து ரூம்களுக்கும் அந்த புகையை காண்பித்து, சிறிது நேரம் கழித்து பாருங்கள், ஒரு கொசு கூட வீட்டில் இருக்காது. இந்த புகையால் உடலுக்கு பாதிப்பு வராதா? என்று கேட்கலாம். இயற்கை நார்களில் இருந்து ஏற்படுத்தும் புகையால் எந்த பாதிப்பும் ஏற்படாது.

கற்பூரம் : கொசுக்கள் அழிவதற்கு முக்கியமான பொருள், சல்பர். இந்த சல்பர் எங்கு இருந்தாலும், கொசுக்கள் வெளியில் தான் இருக்கும். கற்பூரம் இந்த சல்பரினால் ஆனது. ஆனால், ஒரு பிரச்சனை என்னவென்றால், கற்பூரத்தை காற்றில் வைத்தால், அது உடனே கரைந்துவிடும். ஆகவே இந்த கற்பூரத்தை ஒரு தட்டில் வைத்து, எரித்து வீட்டைச் சுற்றி காண்பித்தால், கொசுக்கள் அந்த வாசனைக்கு வராது. இல்லையென்றால், ஒரு பாத்திரத்தில் தண்ணீர் விட்டு, அதில் கற்பூரத்தைப் போட்டு வைத்தால், அதில் இருந்து வரும் வாசனைக்கு கொசுக்கள் வீட்டை எட்டிக் கூட பார்க்காது.

கெரோசின் மற்றும் கற்பூரம் : இந்த இரண்டுமே மிகவும் சிறந்த, கொசுக்களை அழிக்க வல்ல பொருட்கள் ஆகும். அதற்கு கொசுக்களை அழிக்க கடைகளில் விற்கும் மிசின்-

களில் உள்ள காலி டப்பாவில், கெரோசினை விட்டு, அதில் சிறிது கற்பூரத்தை விட்டு, மின்சார பிளக்கில் மாட்டி விட வேண்டும். இதனால் கொசுக்கள் வீட்டில் வராமல் இருப்பதோடு, உடல் ஆரோக்கியத்திற்கு எந்த கெடுதலும் ஏற்படாமல் இருக்கும்.

15. பனிக்காலம் பாதிக்காமல் இருக்க...

பனிக்காலத்தில் குறிப்பாக மார்கழியிலேயே சில நலவாழ்வு சூத்திரங்களை கவனமாக பின்பற்ற வேண்டும்.

மார்கழி மாதத்தில் பெய்யும் பனியினால் பல நோய்கள் நம்மைத் தாக்குகின்றன. சூரிய ஒளி குறைவான நேரமே இருப்பதால் சூடு சற்றுக் குறைவாகவே இருக்கும்.

நம்மைச் சுற்றியுள்ள காற்று மண்டலத்தில் பல நோய் கிருமிகள் இருக்கின்றன. இவை இயற்கையான சூரிய ஒளியின் வெப்பத்தால் அழிந்து விடுகின்றன. சூரிய ஒளியின் வெப்பம் குறைவாக இருப்பதால் நோய் கிருமிகள் வீரியம் அதிகம் பெற்று அதிலும் குறிப்பாக வைரஸ் நோய் கிருமிகள் அதிகம் தாக்கக்கூடும். உடல் ஆரோக்கியத்தில் தடுமாற்றங்கள் ஏற்படும்.

இந்த பனிக்காலத்தில்தான், நெஞ்சில் சளி, தொண்டையில் டான்சில் வீக்கம், இருமல், ஆஸ்துமா போன்ற மூச்சுத்திணறல் நோய்கள் அதிகரிக்கின்றன. மேலும் இன்புளுயன்ஸô காய்ச்சல், நிமோனியா சுரம், ஒற்றைத் தலைவலி, மூட்டுவலிகள், நரம்பு நோய்கள், தோல் நோய்கள் ஆகிய பல வியாதிகள் காணப்படுகிறது. பனிக்காலத்தில் பலருக்கும் ஜீரண சக்தி குறைவாக ஆகிவிடுகிறது.

காற்றில் பிராணவாயு குறைவாக இருப்பதால் மூச்சிரைப்பு நோய் அதிகம் வாட்டும். சர்க்கரை வியாதி உள்ளவர்களுக்கு, கை, கால் குடைச்சல், எரிச்சல் போன்றவைகளும் ஏற்படலாம். சிலருக்கு வாந்தி, பேதி, மஞ்சள் காமாலை, டைபாய்டு போன்ற வியாதிகள் வரும். தற்போது வெகுவாக

பரவி வரும் சிக்குன்குனியா, ஜப்பான் சுரம், மூளைக்காய்ச்சல், பன்றிக் காய்ச்சல் போன்றவைகள் மாசு படிந்த காற்றில் உள்ள நோய் கிருமிகளால் இந்த பனிக்காலத்தில் அதிகம் தோன்றுகின்றன. நோய் எதிர்ப்புச் சக்தி குறைவாக உள்ளவர்களையும், முதியோர்களையும் இவை தாக்கி நிலைகுலையச் செய்கின்றன.

பனிக்காலத்தில் உடலைப் பாதுகாக்க ...

நல்ல காற்றோட்டமான இடங்களில் இருங்கள். வெதுவெதுப்பான சுடுதண்ணீரில் குளிக்கவும். பனி பொழியும் அதிகாலையிலும், பின் இரவுகளிலும், வெளியில் செல்லும்போது காதுக்கு பஞ்சு வைத்துக் கொண்டு, சொட்டர், மப்ளர், பனிக்குல்லாய் போட்டுக் கொள்ளவும்.

தும்மும் போதும் இருமும் போதும் சிறு துகள்களாக வெளியே வரும் எச்சிலிலும், மூக்கிலிருந்து வடியும் நீரிலும் நோய்க்கிருமிகள் இருக்கக்கூடும். எனவே பிறர் நலன் கருதி, கைக்குட்டையை பயன்படுத்துங்கள்.

பொதுவாக மழைக்காலம் முடிந்து, பனிக்காலம் வருவதால் கொசுத்தொல்லை அதிகமாக இருக்கும். இதற்காக கொசுவிரட்டிகள் வைத்தால் அதன் புகையாலும், நெடியாலும் சுவாசக் கோளாறுகள் ஏற்படும். மூலிகை கொசு விரட்டிகள் பயன்படுத்துங்கள். வீட்டை, சுற்றுப்புறத்தை சுகாதாரமாகப் பராமரித்து கொசுக்களைக் குறையுங்கள்.

சற்று இறுக்கமான ஆடைகள், கம்பளி கையுறை, காலுறைகள் அணிந்து கொள்ளுங்கள்.

மிகவும் குளிர்ச்சியாக இருக்கும் எதையும் சாப்பிடாதீர்கள். பனிக்காலத்தில் அதிகம் மசால் சேர்த்த உணவுகளைத் தவிர்த்து விடுங்கள். காரம், புளிப்பு இவற்றை குறைத்துக் கொள்ளுங்கள். குடிக்க, குளிக்க வெதுவெதுப்பான இளஞ்சூட்டில் உள்ள தண்ணீரைப் பயன்படுத்துங்கள். பூசணி, சுரைக்காய், பீர்க்கங்காய் போன்ற நீர்க்காய்கறிகள் தவிர்த்துவிடுங்கள்.

உதடுகள் வெடிக்காமலிருக்க எண்ணெய், நெய், பாலேடு போன்றவற்றை உதட்டில் பூசலாம்.

பனிக்காலத்தில் வியர்வை குறைவாக இருக்கும். அதனால் சிறுநீர் அடிக்கடி செல்ல வேண்டியிருக்கும். குழந்தைகள் ஒவ்வொரு முறையும், சிறுநீர் கழித்த பின்னர் உடலை சுத்தப்படுத்திக் கொள்ள பழக்குங்கள். தாகம் குறைவாக இருந்தபோதிலும் ஓரளவேனும் நீர் அருந்தாவிட்டால் உடல் வறட்சியும், தோல் வறட்சியும் அதிகரிக்கும். மேலும் மலச்சிக்கல் காரணமாகவும் தோல் பாதிக்கும். வறண்ட தோல் உள்ளவர்களுக்கு பனிகாலத்தில் தோலில் அரிப்பு, வெடிப்பு ஏற்படும். மலச்சிக்கலில்லாமல் தவிர்க்க பப்பாளி, ஆப்பிள் சாப்பிடலாம். மார்கழியில் மிளகை மறக்காதீர்கள் - பனிக்காலச் சளிக்கு இது நல்ல மருந்து. குளிரில் தேவைப்படும் வெப்பத்தையும், 'மிளகு' தரும். பொங்கலில், ஆம்லேட்டில், அடையில், அவியலில், பாலில் என எதிலும் சற்று கூடுதலாக மிளகைப் பயன்படுத்துங்கள். பனைவெல்லம், பனங்கற்கண்டு சேர்ந்த இனிப்புப் பண்டங்கள் நல்லது. வெல்லப் பனியாரம், அதிரசம் தயார்செய்து சாப்பிடுங்கள்.

காலையில் சுக்கு மல்லி காபி, இரவு மஞ்சள் தூள், மிளகுத்தூள் கலந்த பால் அருந்தலாம். பகலில் தூதுவளை ரசம், காய்கறி சூப், மாலையில் சுண்டல் சாப்பிடலாம்.

பனிக்காலத்தில் (முடியும் வரை) முடிந்த வரை ஹோட்டலில் சாப்பிடுவதைத் தவிர்ப்பது நல்லது. காலைப் பனியில் நடைப்பயிற்சி வேண்டாம். மாலையே நல்லது.

16. வெள்ளை சீனியும் அதன் நச்சுத் தன்மையும்

இனிப்யை விரும்பி சாப்பிடாதவர்கள் யார் தான் இருக்க முடியும்? காலையில் எழுந்தவுடன் குடிக்கும் காப்பியிருந்து இரவு படுக்கச் செல்லும் முன் குடிக்கும் பால் வரை சீனி ஒரு ஊடுபொருளாக நமக்குள் செல்கிறது. பதார்த்தத்தில்தான் என்றில்லை; சீனியை அப்படியே அள்ளியும் சாப்பிடுகிறோம்.

இந்த வெள்ளை சீனியை எப்படித் தயார் செய்கிறார்கள் என்கிற விபரத்தை நீங்கள் தெரிந்து கொண்டீர்களானால் இனி அதைத் தொடக்கூட மாட்டீர்கள்.

குறிப்பாக, வெள்ளைச் சீனியைத் தயார் செய்ய என்னென்ன ரசயானப் பொருட்கள் பயன்படுத்தப்படுகின்றன என்று பாப்போம்.

1. கரும்பிலிருந்து சாறு பிழியப்படும் நிலையில் பிளிச்சிங் பவுடர் அல்லது குளோரின் எனப்படும் கெமிக்கலை புளுயுடு பாக்டீரியா கண்ட்ரோலாக பயன்படுத்துகிறார்கள்.

2. பிழிந்த சாறு 60 சென்டிகிரேட் முதல் 70 சென்டிகிரெட் பாஸ்போரிக் ஆசிட் லிட்டருக்கு 200 மில்லி வீதம் கலந்து சூடுபடுத்தப்படுகிறது. இந்த இடத்தில் இந்த ஆசிட் அழுக்கு நீக்கியாக பயன்படுத்தப்படுகிறது.

3. இதன் பிறகு சுண்ணாம்பை 0.2 சதவிகிதம் என்கிற அளவில் சேர்த்து சல்பர்-டை-ஆக்சைடு வாயு செலுத்துகிறார்கள்.

4. 102 சென்டிகிரேட் கொதிகலனில் சூடுபடுத்தி நல்ல விட்டமின்களை இழந்து, செயற்கை சுண்ணாம்பு சத்து அளவுக்கு அதிகமாக சேர்ந்துவிடுகிறது.

5. அடுத்து, பாலி எலக்ட்ரோலைட்டை சேர்த்து தெளிகலனில் மண், சக்கை போன்ற பொருள்களாகப் பிரித்து எடுக்கப்பட்டு தெளிந்த சாறு கிடைக்கிறது.

6. சுடுகலனில் காஸ்டிக் சோடா, வாஷிங் சோடா சேர்த்து அடர்த்தி மிகுந்த ஜூஸ் தயாரிக்கப்படுகிறது.

7. மறுபடியும் சல்பர் டை ஆக்சைடும் சோடியம் ஹைட்ரோ சல்பேட்டும் சேர்க்க படிகநிலைக்கு சீனியாக வருகிறது. சல்பர் டை ஆக்சைடு நஞ்சு சீனியில் கலந்துவிடுகிறது.

8. இப்படித் தயாரான சீனியில் எஞ்சி நிற்பது வெறும் கார்பன் என்னும் கரியே.

தயாரான நாளிலிருந்து ஆறு மாத காலத்துக்கும் அதிகமான சீனிகளை சாப்பிடக்கூடாது. காரணம், அதில் உள்ள சல்பர்டை ஆக்சைடு என்னும் ரசாயனம் மஞ்சள் நிறமாக

மாறி வீரியுமுள்ள நஞ்சாக மாறிவிடுகிறது.

உங்கள் சட்டைக் காலரில் உள்ள அழுக்கு எந்த சோப்பைக் கொண்டு தேய்த்தாலும் போக மறுக்கிறதா? கவலைப்படாமல் கொஞ்சம் சீனியை எடுத்து தேய்த்துப் பாருங்கள். நிச்சயமாகப் போகும். ஆக, சட்டை அழுக்கைப் போக்கும் ஒரு வேதிப் பொருளைத் தான் நாம் அள்ளி அள்ளித் தின்று கொண்டிருக்கிறோம். இந்த சீனியைச் சாப்பிட்டால் நம் குடல் என்ன பாடுபடும்?

குடலில் மட்டுமல்ல, பல் வலி, பல் சூத்தை, குடல்புண், சளித்தொல்லை, உடல்பருமன், இதய நோய் மற்றும் சீனி வியாதி, இரத்த அழுத்தம் போன்ற பெரிய வியாதிகள் அனைத்துக்கும் இதுதான் பிரதான காரணியாக அமைகின்றது.

ஆலைகளில் தயாரான வெள்ளை சீனி சாப்பிடுவதை நிறுத்திவிட்டு, வெல்லம், பனங்கட்டி, நாட்டுச் சர்க்கரைகளை எவ்வளவு வேண்டுமானாலும் சாப்பிடலாம். இதனால் உங்களுக்கு ரத்த அழுத்தமோ, இதய நோயோ, சர்க்கரை வியாதியோ வராது.

17. பாத்திரம் கழுவுதல் எனும் கலை

பாத்திரம் கழுவுதல் என்பது நமது அன்றாட வீட்டு வேலைகளில் முக்கியமானது. பாத்திரம் கழுவும்போது மிகுந்த பொறுமை அவசியமாகிறது. வேகவேகமாக கழுவும்போது, சரியாக கழுவப்படாமல் பாத்திரம் விளக்கும் சோப்பு பாத்திரத்திலேயே ஒட்டிக் கொண்டு இருக்க வாய்ப்புண்டு.

சிலர் மெதுவாக பாத்திரம் கழுவுகிறேன் என்று சொல்லிக் கொண்டு, தண்ணீர் குழாயைத் திறந்து வைத்துவிட்டு, தண்ணீரை வீணடிப்பார்கள். இதனால் சோப்பு மட்டுமே சீக்கிரம் கரையும். பாத்திரம் சரியாக கழுவப்பட இம்முறையிலும் வாய்ப்பில்லை.

வாளியில் தண்ணீரை எடுத்து வைத்து பாத்திரத்தைக் கழுவும் முறையினை பல வீடுகளில் பின்பற்றி வருகின்றனர்.

இம்முறையில் கையினால் தண்ணீரை முகர்ந்து பாத்திரத்தில் ஊற்றிக் கழுவுவதால் தண்ணீர் சிக்கனம் மேம்படும். இதற்கு சிக்கனம் மட்டும் காரணமல்ல, பல இடங்களில் தண்ணீர் பற்றாக்குறை இருப்பதே காரணம்

நிறைய வீடுகளில், இன்றளவும் "உமிக்கரி" (நெல்லின் உமியிலிருந்து பெறப்படும் கரி) எனப்படும் சாம்பலையே பாத்திரம் கழுவ பயன்படுத்தி வருகின்றனர். அரிசி ஆலைகளில் கழிவாக கொட்டப்படும் உமிக்கரியை சாக்குப் பைகளில் வாங்கி வந்து, பல் துலக்கவும் கூட பலரும் பயன்படுத்துகின்றனர். சோப்பினால் பாத்திரம் கழுவும்போது உருவாகும் கழிவுநீர் சாக்கடையாக மாற வாய்ப்புண்டு. ஆனால் உமிக்கரி கொண்டு பாத்திரம் கழுவும்போது அத்தகைய நிலை ஏற்படாது.

தற்காலத்தில் பாத்திரம் கழுவ தேய்ப்பான், சோப்பு, சோப்புக் கரைசல் போன்ற இரசாயனம் என பல பொருட்களும் கடைகளில் கிடைக்கிறது. ஆனால் பல வீடுகளில் இன்றளவும் தேங்காய் நார் தும்பும், நெல்லிலிருந்து கிடைக்கும் உமிக்கரியுமே பயன்பாட்டில் உள்ளன.

பொத்தாம் பொதுவாக வீடுகளில் அதிகமாக பெண்களே பாத்திரம் கழுவுகின்றனர். தற்போது எரிவாயு அடுப்புகளே பல வீடுகளில் பயன்பாட்டில் இருப்பதால், பாத்திரங்களில் விறகு எரிப்பதால் உண்டாகும் கருமை படிவதில்லை. ஆனால் விறகுகளைக் கொண்டு எரிக்கும் அடுப்புகளில் வைக்கப்படும் பாத்திரங்களில் கரும்பசை "மை" போன்ற தீஞ்சுபோன கருமை ஒட்டிக் கொள்ளும். அதனை தேங்காய் தும்பும், உமிக்கரியும் கொண்டு தேய்த்து எடுக்க பெரும்பாடுபட வேண்டியிருக்கும்.

ஆண்கள் எங்கேயும் அதிகமாக பாத்திரம் கழுவும் பணிகளைச் செய்வதைப் பார்ப்பது அரிது. ஆண்களுக்கு பாத்திரம் கழுவி வைக்கும் அளவுக்கு பொறுமை இல்லை, பொறுப்பும் இல்லை. நான் ஏன் இதைச் செய்ய வேண்டும் என்றே பல அண்ணன்கள், தம்பிகள், அப்பாக்கள், தாத்-

தாக்கள், கணவன்மார்கள் நினைக்கின்றனர். இதெல்லாம் பெண்கள் வேலை என பொதுப்புத்தியில் பேசிப் பேசியே பதிய வைத்து வருகின்றனர் அவரவர் குடும்பத்தினர்.

இக்காலத்தில் வேலைப் பகிர்வு என்பது குடும்ப வாழ்க்கையில் மிகவும் அவசியம். சமைக்கத் தெரியாத, அதனை கற்றுக் கொள்ள விரும்பாத ஆண் பிள்ளைகளுக்கு பாத்திரம் கழுவத் தெரிந்திருப்பது மிகவும் அவசியம்.

வீணாகப் பொழுதை போக்கும் நேரத்தில் "பாத்திரம் கழுவுதல் எனும் கலையை" கற்றுக் கொண்டால் ஆண்பிள்ளைகளின் குடும்ப வாழ்க்கை சிறப்படையும். பாத்திரம் கழுவி சுத்தப்படுத்தி முடிக்கும்போது நம் மனதும் சுத்தமாகும். பொறுமையாக பாத்திரம் கழுவும் பணி நமக்கு மனநிறைவைத் தரும்.

பாத்திரம் கழுவுதல் என்பது யாருக்கோ உதவி செய்வது என்பதல்ல, தனது வீட்டில் அசுத்தமாய் இருப்பவற்றை, தங்களால் அசுத்தம் செய்யப்பட்டதை, சுத்தப்படுத்தி குடும்பத்தின் சுகாதாரத்தை மேம்படுத்தும் மாபெரும் கலை என்பதை ஆண்பிள்ளைகள் உணர்ந்தாக வேண்டிய டிஜிட்டல் இந்தியாவின் காலமிது.

கூட்டுக் குடும்ப வாழ்க்கையில், யாரோ பாத்திரம் கழுவி வைப்பார் என்ற மனநிலையில் இல்லாமல், ஆளுக்கொரு வேலையாய் செய்து வந்தனர். ஆனால் தற்போது பெரும்பாலான வீடுகளில் கணவன் மனைவி, குழந்தைகள் மட்டுமே வாழ்ந்து வருகின்றனர். பல வீடுகளில் கணவன், மனைவி இருவரும் வேலைக்குச் சென்று, இருவரின் உழைப்பில் முன்னேறுகின்ற காலமிது. ஆக இருவரின் உழைப்பில் கிடைக்கும் பணம் மட்டுமல்ல, பாத்திரம் கழுவுதலும் கூட நமது ஒவ்வொருவரின் வாழ்க்கையின் முன்னேற்றமே. அதை உணர்ந்தவர்களால் மட்டுமே ஒவ்வொரு குடும்பமும் உன்னதமாய் மாறும்.

18. வெளுத்ததெல்லாம் பாலில்லை

- சிதம்பரம் இரவிச்சந்திரன்

'மின்னுவதெல்லாம் பொன்னல்ல' என்ற பழமொழியைப் போல கலப்படம் கொடி கட்டி வாழும் இன்று, 'வெளுத்-ததெல்லாம் பாலில்லை' என்று சொல்வது நூற்றுக்கு நூறு சத்தியம். பசு தரும் பால் என்ற அமுதத்தைப் பற்றி இன்-றைய குழந்தைகளுக்குத் தெரிவதில்லை. காலை எழுந்தவு-டன் ஆவி பறக்கும் காபி, டீயை எதிர்பார்க்கும் நமக்கு, அந்த பால் ஒருநாள் இல்லாமல் அவதிப்படும்போதுதான் அதன் அருமை தெரிகிறது.

பாலும் பால் உற்பத்திப் பொருட்களும் வரலாற்றுக் காலம் முதலே நம் உணவில் இடம் பெற்றுள்ளன. பால் ஒரு சரி-விகித உணவு.

விற்பனையில் இன்றுள்ள பால் பெரும்பாலும் கூட்டுறவு பால் உற்பத்தியாளர் சங்கங்கள் மூலம் சேகரிக்கப்பட்டு, பதப்படுத்தப்பட்டு பிறகு வீட்டுக்கு வருகிறது. இந்த செயல்-பாடுகளின்போது பலவிதமான நடவடிக்கைகள் எடுக்கப்படு-கின்றன. ஆரோக்கியமான ஒரு கறவை விலங்கின் மடியில் பிரசவித்து 3 நாட்கள் கழித்து, தாயிடம் இருந்து முழுமை-யாகக் கறந்து எடுக்கப்படுவதே பால். இதில் வரையறுக்கப்-பட்டுள்ள சத்துகள் அனைத்தும் அடங்கியிருக்கும். பாலில் உள்ள திடநிலைப் பொருட்களில் கொழுப்பு என்றும் (solid fats), கொழுப்பில்லாத பொருள்கள் (solid not fats) என்றும் இரண்டு வகைகள் உள்ளன. இதன் அடிப்படை-யில்தான் பாலின் தரம் நிர்ணயிக்கப்படுகிறது.சுத்தமான பால் உற்பத்திக்குரிய வழிமுறைகள் இதோ. வீடுகளில் பசு சுத்-தமான, காற்றோட்டம் உள்ள தொழுவத்தில் வளர்க்கப்பட வேண்டும். கறவையாளருக்கு இதில் முக்கிய பங்கு உண்டு. சுத்தமான விதத்தில் கறந்த பால் சுற்றுப்புறத்தில் வைத்தி-ருக்கும்போது ஏறக்குறைய 6 மணிநேரம் வரை கெடாம-லிருக்கும். பால் கெட்டுப் போக முக்கிய காரணம் அதில் இருக்கும் நுண்ணுயிரிகளே. இவை உருவாக்கும் அமிலம்

பாலை திரிந்து போகச் செய்கின்றன. வெளி வெப்பநிலை 28 முதல் 35 டிகிரி வரை இருக்கும்போது இவை வளர்ந்து பெருகுகின்றன. பால் கெட்டுப் போகாமல் பாதுகாக்கப்பட வேண்டும் என்றால், நுண்ணுயிரிகளின் வளர்ச்சியை தடுத்து நிறுத்த வேண்டும். இதற்கு பாலின் வெப்பநிலையை 10 டிகிரிக்கும் கீழாக குறைத்து வைக்க வேண்டும்.

பாலின் தரம், பசுவின் ஆரோக்கியம், அதன் தீவனம் போன்றவற்றைப் பொறுத்தே அமைகிறது. நோய்த்தொற்றுகள் அற்ற, தீவனத்தை நன்றாக எடுத்துக் கொள்ளும் பசுவே ஆரோக்கியமானது என்று வரையறுக்கப்படுகிறது. பசுவுக்கு ஏதாவது நோய் இருந்தால் அதற்குக் காரணமான நோய்க்கிருமிகள் பாலில் பரவ, பாலின் வழியாக அது தொடர்பான நோய்கள் மனிதர்களுக்கு ஏற்பட வாய்ப்பு அதிகம். தொழுவம் சுத்தமாக பராமரிக்கப்பட வேண்டும். சுத்தம் இல்லாத தொழுவமாக இருந்தால் பால் கறக்கும் நேரத்தில் தூசுகள், தொழுவங்களில் இருந்து வரும் சாணம் ஆகியவை பாலுடன் கலக்க வாய்ப்பு உள்ளது. பால் கறக்க வருபவருக்கு எந்தவிதமான நோயும் இருக்கக் கூடாது. பால் கறப்பவரிடம் இருந்தும் நோய்கள் பரவுவதற்கு வாய்ப்பு அதிகம். புகைப் பழக்கம், மூக்குப்பொடி போடும் பழக்கம் உள்ளவர்களை பால் கறக்க அனுமதிக்கக் கூடாது. பாலை பசுவிடம் இருந்து கறக்கும் முன்பு கைகளை நன்றாக சோப்புப் போட்டுக் கழுவ வேண்டும். கறக்கும் முன்பு பசுவைக் குளிப்பாட்ட வேண்டும். இதனால் பசுவின் மேல் ஒட்டிக் கொண்டிருக்கும் உரோமங்கள், சாணம் போன்றவை பாலுடன் கலப்பது தடுக்கப்படும். இப்பொருட்கள் மூலம் நுண்ணுயிரிகள் பாலில் கலக்க வாய்ப்பு உண்டு. இதனால் பாலும் கெட்டுப் போகலாம். பால் உற்பத்தி செய்யும் நபர்கள் இதை கவனத்தில் வைத்துக் கொள்ள வேண்டும்.

பாத்திரங்களின் தூய்மை முக்கியம். பால் பாத்திரங்களை பயன்படுத்திய பிறகு சுத்தமாகக் கழுவி நன்றாக வெய்யில் படும்படி வைத்து, பிறகே மீண்டும் பயன்படுத்த வேண்டும். பாலின் மிச்சம் மீதி பாத்திரத்தில் ஒட்டிக் கொண்டிருந்தால்

அது நுண்ணுயிரிகள் வளர உகந்த இடமாக மாறிவிடும். சுத்தமான பால் உற்பத்தியில் சுத்தமான பாத்திரங்கள் முக்கிய பங்கு வகிக்கின்றன. பால் கெட்டுப்போவது அதில் இருக்கும் நுண்ணுயிரிகள் பாலில் உள்ள லேக்டோசுடன் வினை புரிவதால்தான். கறந்த பாலை அப்படியே வைத்திருந்தால் சூழலில் உள்ள நுண்ணுயிரிகள் பாலில் இருக்கும் லேக்டோசுடன் வேகமான வினைபுரிந்து அதை லேக்டிக் அமிலமாக மாற்றிவிடும். அதனால் பால் உடனே திரிந்து போய்விடுகிறது. இதைத் தவிர்க்க பாலை 10 டிகிரிகளுக்குள் பாதுகாத்து வைக்க வேண்டும். பால், பால் கவர்களில் (Millk killing station செய்யப்படும் நிலையங்களில் இந்த வெப்பநிலை 4 டிகிரியில் பராமரிக்கப்படுகிறது. இவ்வாறு செய்யும்போது சுற்றுப்புறத்தில் உள்ள நுண்ணுயிரிகள் வினைபுரிவது வெகுவாகக் குறைந்து விடும்.

பால் பாக்கெட்டுகளில் Pasteurization milk என்று அச்சிடப்பட்டிருப்பதை பார்க்கலாம். இதன் பொருள் நுண்ணுயிரி நீக்கம் செய்யப்பட்ட பால் என்பதே. இது மிகப் பாதுகாப்பான தரம் உள்ள பால் என்பதே பொருள். நுண்ணுயிரிகளின் பெருக்கம் இதன் மூலம் குறைக்கப்படுகிறது. இதுவே நுண்ணுயிரி நீக்கம். இதற்குப் பின் பால் குளிர வைக்கப்படுகிறது. இதனால் நோய் பரப்பும் கிருமிகள் அழிக்கப்படுகின்றன. இவ்வாறு நுண்ணுயிரி நீக்கம் செய்யப்பட்ட பாலை மறுபடியும் குளிர வைக்க வேண்டிய அவசியமில்லை.

இன்று சந்தையில் பால் பலவிதங்களில் கிடைக்கிறது. பாக்கெட்டுகளில் அதிகம் விற்பனைக்கு வருவது கிடைப்பது நுண்ணுயிரி நீக்கம் செய்யப்பட்ட பால் (Pasteurization milk) கொழுப்பு இருமடங்கு நீக்கப்பட்ட பால் (double toned milk) மற்றும் நிலைப்படுத்தப்பட்ட பால் (standardized milk) ஆகியவை. பாலில் இருக்கும் கொழுப்பு மற்றும் கொழுப்பு இல்லாத பொருட்களைக் கட்டுப்படுத்துவதன் மூலமே பால் வெவ்வேறான பெயர்களில் கிடைக்கிறது.

பாலின் தரத்தைப் பொறுத்து மூன்று வகைகளாகப் பிரிக்கப்பட்டுள்ளன. இதில் கொழுப்பு நீக்கப்பட்ட பாலில் டோன்ட் மில்க் (toned milk) 3% கொழுப்பும், 8.5% கொழுப்பு அற்ற மற்ற திடவடிவப் பொருட்களும் (solid not fat — SNF) கலந்துள்ளது. 3% கொழுப்பு என்பது கொழுப்பு குறைக்கப்பட்ட அளவு. சாதாரணமாக ஒரு பசுவின் பாலில் அடங்கியிருக்கும் கொழுப்பின் அளவு 4.5%. இதில் 1.5% கொழுப்பு நீக்கம் செய்யப்பட்டு 3% ஆக நிலைப்படுத்தப்படுகிறது. இதுபோலவே கொழுப்பு இல்லாத இதர திடவடிவப் பொருட்கள் 8.5% ஆக நிலைப்படுத்தப்படுகிறது. இதே இருமுறை கொழுப்பு நீக்கப்பட்ட பாலில் (double toned milk) 1.5% கொழுப்பும், 9% கொழுப்பு அற்ற இதர திடவடிவ சத்துகளும் அடங்கியதாக நிலைநிறுத்தப்படுகிறது. கொழுப்பு தேவைப்படாதவர்களுக்கு உடல் நலம் காக்க உணவுக் கட்டுப்பாட்டில் இருப்பவர்களுக்கு வெறும் 1.5% மட்டுமே கொழுப்பு அடங்கிய மற்றொரு வகை பால் உள்ளது. நிலைப்படுத்தப்பட்ட பாலில் (standardized milk) 8.5% கொழுப்பற்ற இதர திடவடிவ சத்துகள் இருக்குமாறு தரப்படுத்தப்படுகிறது. இவ்வாறு வகை வகையான தரத்தில் பால் நுகர்வோருடைய ஆரோக்கியத்திற்கும், பயன்பாட்டுக்கும் ஏற்ப வெவ்வேறு வகைகளில் வெவ்வேறு பெயர்களில் கிடைக்கிறது. இதன் மூலம் பலவித தேவை இருப்பவர்கள் தேவைக்கேற்ப பால் வகையைத் தேர்ந்தெடுத்து பயன் பெறலாம்.

பாலில் அடங்கியிருக்கும் கொழுப்பு அதை சூடுபடுத்தும்போது சிறிய கட்டிகள், மெல்லிய படலமாக மாறி ஒன்று சேர்ந்து கொள்ளும். இதைத் தடுக்க பால், கொழுப்பு கட்டிகள் சேராத வகையில் நிலைப்படுத்தப்படுகிறது. இதற்கு ஆங்கிலத்தில் homogenization என்று பெயர். இவ்வாறு தயாரிக்கப்பட்ட பால் நிரப்பிய பாக்கெட்டுகளில் homogenized milk என்று அச்சிடப்பட்டிருக்கும். பாலில் உள்ள கொழுப்பை மிகச்சிறிய துவாரத்தின் வழியாக செலுத்தி அதன் குறுக்களவைக் குறைத்து, கொழுப்பை

சிறிய சிறிய துகள்களாக மாற்றும் செயல்முறையே இவ்வாறு அழைக்கப்படுகிறது. சாதாரணமாக பாலை வெளியில் வைத்திருக்கும்போது அதில் உள்ள கொழுப்புச் சத்து, கட்டிகளாக மாறுவதை இது தடுக்கிறது. ஆனால், இவ்வாறு நிலைப்படுத்தப்பட்ட பாலில் உள்ள கொழுப்புச் சத்துகள் மிகச்சிறிய துகள்களாக மாற்றப்படுகிறது. அவை கட்டிகளாக ஒன்றுசேர்வது இல்லை. அவை பாலில் ஒரே அளவில் கலந்து கட்டிகளாக மாறி, மேல் நோக்கி வருவது இதனால் தடுக்கப்படுகிறது. இவ்வாறு நிலைப்படுத்தப்பட்ட பால் மற்ற பால்வகைகளை விட அதிக வெள்ளை நிறம் கொண்டது. கொழுப்பு ஆடையாக மாறும் வாய்ப்பு குறைந்தது. இந்த வகை பால் மற்றவற்றை விட அதிகமாக கெட்டியாக இருப்பதைப் போல நமக்குத் தோன்றுகிறது.

இந்த காலத்தில் ஏராளமான பெயர்களிலும், பிராண்டுகளிலும் பாக்கெட்டுகளில் பால் கிடைக்கிறது. என்றாலும் இவற்றில் ஒரு சில மட்டுமே தரமுடையவையாக இருக்கின்றன. பாக்கெட்டுக்கு வெளியே வெளியிடப்பட்டிருக்க வேண்டிய தரம் தொடர்பான விவரங்கள் எதையும் பல பெயர்களில் உள்ள இந்த பிராண்டுகள் கொடுப்பது இல்லை. முக்கியமாக 3% ஆக நிலைநிறுத்தப்பட வேண்டிய கொழுப்பு நீக்கப்பட்ட பால் பெரும்பாலும் இதற்கான விதிமுறைகளைப் பின்பற்றி உற்பத்தி செய்யப்படுவதில்லை. பெரும்பாலும் இவற்றில் 2.5% கொழுப்பு மட்டுமே நிலைநிறுத்தப்படுகிறது. இதுபோலவே கொழுப்பு தவிர இதர திடப் பொருட்களின் அளவு 8.5% ஆக இருப்பதில்லை. இது தவிர பலவிதமான கலப்படப் பொருட்கள் பாலில் சேர்க்கப்படுகிறது. பசுவிற்குக் கொடுக்கப்படும் நுண்ணுயிரிக் கொல்லி மருந்துகளும் (antibiotics), ஹார்மோன்களும் பாலில் கலந்து அதை அருந்துபவர்களுக்கு பலவிதமான பிரச்சனைகளை ஏற்படுத்துகிறது. இவற்றுக்கெல்லாம் சிகரம் வைத்தாற்போல பால் கெட்டுப் போகாமல் இருப்பதற்காக அதில் ரசாயனப் பொருட்களும் கலக்கப்படுகின்றன.

உணவு கலப்படம் மற்றும் பாதுகாப்பு துறையினரால் பாலின் தரம் பரிசோதிக்கப்படுகிறது என்றாலும், இத்தகைய விவரங்களை அறிந்து கொண்டு நாம் விழிப்புணர்வுடன் இருப்பது நல்லது. உணவு பாதுகாப்பு மற்றும் தரக் கட்டுப்பாடு துறையைச் சேர்ந்தவர்கள் சந்தையில் கிடைக்கிற பல்வேறு விதமான பால் பாக்கெட்டுகளின் மாதிரிகளை எடுத்துச் சென்று பாலில் அடங்கியுள்ள கொழுப்பு, கொழுப்பு தவிர உள்ள மற்ற பொருட்களை பரிசோதிக்கின்றனர். பாலில் கலந்திருக்கும் கலப்படப் பொருட்கள், ஹார்மோன்கள், நுண்ணுயிரிக் கொல்லிகள், பாலில் சேர்க்கப்பட்டிருக்கும் தண்ணீர் குறித்தும் சோதிக்கப்படுகிறது. இதற்காக மாநில அளவில் பால் உற்பத்திப் பொருட்களின் தர நிர்ணய ஆய்வகங்கள் செயல்படுகின்றன. இவற்றில் பால் மட்டும் இல்லாமல் அதில் கலக்கப்படும் நீர், பசுவிற்குக் கொடுக்கப்படும் தீவனம், பால் தவிர உள்ள மற்ற பொருட்கள் ஆகியவற்றை பரிசோதிக்கத் தேவைப்படும் உபகரணங்களும், வசதிகளும் உள்ளன. தேசிய ஆய்வக விதிமுறைகளின் அடிப்படையில் இவை நிறுவப்படுகின்றன. இதற்கான வழிகாட்டு நெறிமுறைகளை தேசிய ஆய்வகங்களுக்கான வாரியம் (NABL-National Agradation Board for testing and Laboratories) வழங்கியுள்ளது. ஐ.எஸ்.ஓ சான்று (ISO certification) முழுமையாக கிடைக்கப் பெற்ற எல்லா வசதிகளையும் உள்ளடக்கிய ஆய்வகங்களாக இவை எல்லா மாநிலங்களிலும் செயல்படுகின்றன.

சுத்தமான பாலைப் பெற நுகர்வோர் செய்ய வேண்டிய சில தகவல்கள் இதோ: பால் பாக்கெட்டுகளை வாங்கும்போது அதன் வெளிப்புறத்தில் அச்சிடப்பட்டிருக்கும் பாக்கெட்டில் பால் அடைக்கப்பட்ட தேதி, எவ்வளவு காலம் வரை பாக்கெட்டில் இருக்கும் பாலை கெட்டுப் போகாமல் வைத்திருக்க முடியும் போன்ற விவரங்கள் குறிக்கப்பட்டிருக்கிறதா என்று பார்க்க வேண்டும். பால் பாக்கெட்டில் அடைக்கப்பட்ட தேதி குறிக்கப்படாத பாக்கெட்டை வாங்கக் கூடாது. அந்த சமயத்தில் தேவைப்படும் பாலை மட்டுமே

வாங்க வேண்டும். தேவையில்லாமல் அதிகப்படியாக பால் பாக்கெட்டுகளை வாங்கி சேர்த்து வைப்பதைத் தவிர்க்க வேண்டும். சில கூட்டுறவு பால் உற்பத்தியாளர் சங்கங்களில் கிடைக்கின்ற சுத்தமான பாலை வாங்கி நாம் பயன்படுத்தலாம். பால் பாக்கெட்டுகளை 10 டிகிரிக்கும் கீழ் பாதுகாக்காமல் வைத்திருந்தால் பால் கெட்டுப் போய்விடும். பால் உற்பத்தியாளர்களிடம் இருந்து அதைப் பயன்படுத்துபவர்களின் கையில் பால் போய்ச் சேரும் வரையிலான அதன் பயணத்தில் இடையில் பல விஷயங்களும் இருக்கின்றன என்பதை நாம் எப்போதும் நினைவில் வைத்துக் கொள்ள வேண்டும். 10 டிகிரிக்குள் பாலை பாதுகாத்து வைத்தால் அதிக நேரம் பால் கெட்டுப் போகாமல் இருக்கும்.

சுத்தமான பாலை உற்பத்தி செய்வதில் பசு வளர்ப்பவர்களுக்கும் முக்கிய பங்கு உண்டு. மடிவீக்கம் போன்ற நோய்கள் ஏற்பட்டால் பசு வளர்ப்போர் பசுவுக்கு நுண்ணுயிர்க்கொல்லி மருந்துகளைக் கொடுப்பது இயல்பு. ஆனால் இந்த மருந்து கொடுத்தால் அதற்குப் பிறகு 3 நாட்கள் கழித்தே பால் கறக்க வேண்டும். மருந்து கொடுத்த சமயத்தில் பாலைக் கறந்து பயன்படுத்தக் கூடாது.

வீட்டு வாசலில் அல்லது ஒரு விநாடி நேரத்திலோ கடைக்குச் சென்று கிடைக்கிறது என்று சர்வசாதாரணமாக நாம் வாங்கிப் பயன்படுத்தும் பாலில் இத்தனை விஷயங்கள் அடங்கியிருக்கின்றன என்பதை நாம் மறந்து விடக்கூடாது. ஒரு காலத்தில் வீட்டில் நான்கைந்து பசுக்களையும், பத்து பதினைந்து கோழிகளையும் நம் முன்னோர் வளர்த்தார்கள். என்றாலும், இன்று நமக்கு தேவைப்படுவது எல்லாம் பசு தரும் பால் மட்டுமே, பசு நமக்குத் தேவையில்லை. இந்தப் போக்கினால்தான் பசு வளர்ப்பதும் குறைந்து போனது. அதனால் பால் வாங்கும்போது கவனமாக இருந்து சுத்தமான, தரமுடைய பாலை மட்டுமே வாங்கிப் பயன்படுத்துவோம். அப்போது பசு தரும் பாலெனும் அமுது நமக்கு முழுமையான பயன்களைத் தரும்.

19. மோர்குழம்பும் ஒரு மதிய நேர மயக்கம் தான்

பால் பிடிக்காதவர்கள் கூட இருக்கலாம். தயிர் பிடிக்காதவர்கள் இருக்க முடியாது என்று நம்புகிறேன். தினம் தினம் ரெண்டு கரண்டி தயிராவது... எப்படியாவது உணவில் சேர்ந்து கொள்ளல் தினப்படி இயல்பு.

சோறு மட்டும் எடுத்து கொண்டு ஒரு பாக்கெட் தயிர் வாங்கி மதிய சாப்பாட்டை முடித்துக் கொள்ளும் எத்தனையோ அலுவலர்களை அறிவோம். சோற்றில் தயிர் மட்டுமே ஊற்றி... உப்பிட்டு பிசைந்து அடிப்பதற்கு ஈடு வேறென்ன இருக்க முடியும். முழு டிபன் பாக்ஸ் முழு மூச்சோடு வயிற்றுக்குள் இறங்க... தயிர் நாளில் எல்லாம் வரம் பெற்றிருக்கும் பசி.

பொதுவாகவே தயிர் இருக்கும் நாளில்... குழம்போடு கொஞ்சம்... ரசத்தோடு கொஞ்சம் கலந்து உண்பது எனது பிடித்தம். எந்த குழம்பிலும் தயிர் கொஞ்சம் கலந்து விட்டால் அந்த நேர சோற்றில் வெந்து தணியும் பசி. வயிற்று சந்தெல்லாம் வந்து வந்து நிறையும் ருசி. தயிர் சாதத்தை விட வெறும் தயிரை சோற்றில் பிசைந்து உண்பது பெரும்பாலோருக்கு பிடிக்கும் அனிச்சை. எந்த வயதுக்காரரும் தயிர் சோறு சாப்பிடுகையில் சட்டென ஒரு சிறு பிள்ளையாக தட்டின் முன் அமர்ந்திருப்பதை உணரலாம். ஸ்பூனில் கொரிப்போர் ஆட்டத்தில் இல்லை. பாலில் இருக்கும் ஆடை கண்டு ஐயோவென நுனி சுழிக்கும் நா... தயிரில் இருக்கும் ஆடையை ஆஹாவென களைந்து மெல்லும். எல்லா வயதினருக்கும் பிடித்த தயிர்... சுடு சோற்றுக்கு குளுகுளு சேர்ப்பு. ஆறின சோற்றுக்கும் வெது வெது ஈர்ப்பு. பளீர் ருசி.. பார்க்கையிலேயே பருவம் பூத்த பருக்களாய் மின்னும். கடைத்தயிரை விட வீட்டில் உறை ஊற்றி மினுங்கும் தயிரில் நெருக்கம் அதிகம் என்று நம்புகிறேன்.

பாக்கெட் தயிரை தாண்டி இந்த கப் தயிரில் இருக்கும் வசீகரம் எப்போதும் ஈர்ப்பவை. கப்பின் வடிவத்துக்கு தகுந்த

மாதிரி... நொங்கு போல..மெது மெதுவென இருக்கும் அதன் மிருது... ஆனால் அதில் இருக்கும் புட்டிங் கேக் போல கெட்டி என்று ஸ்பூனை விட்டு வெட்டும் போது... கண்களில் தானாக வந்து சிமிட்டும் சுவையின் தீவிரம்... வயது வித்தியாசமில்லாதது. மேலும் விவரிக்க வாக்கியம் போதாமல் உங்கள் சிந்தனை போக்குக்கே விட்டு விடுகிறேன். நினைவால் தொடும் போதே கப்பிலிருந்து விழும் கெட்டித்தயிர்... கெட்டிக்காரத்தனம் தான் இல்லையா.

தயிரில் உப்பு போட்டு தின்றாலும் ருசி. அதில் கொஞ்சம் சர்க்கரை போட்டு தின்றாலோ லசி. தயிர்பூரி கூட வாய்க்குள் அமிர்தம் சுரக்கும். தொட்டுக்க என்ன வேண்டுமானாலும் வைத்துக் கொள்ளலாம். சில நேரங்களில் தயிரையே தொட்டுக் கொள்தலும் நடக்கும். பிரியாணிக்கு தொட்டுக்க... ரைத்தாவில் தயிர். பச்சடியில் தயிர்.. என்று தயிரின் மகத்துவம் மகத்தானது.

தயிர் கொண்ட தகிப்பை தாங்கிய வயிறு மெல்ல அடுத்தபடியாக நகர்ந்து குலுங்குவது அதன் அடுத்த கட்ட வடிவம் மோருக்கு தான். வெயில் காலம் வந்து விட்டால் மோர் இன்றி நகராது நாள். சூடு கண்டு தொப்புள் கிட்ட சுருக் சுருக் என வலித்தால்... மோரிடம் சரணடைவது தான் சிறந்த வழி. பல்லைக் காட்டி கொண்டிருக்கும் சூரியன் வாயில் மோர் ஊற்றி அமைதிப்படுத்துவது கால தேவை. இல்லை எனில் வயிறு எரிச்சல்.. கண் எரிச்சல் என்று உடல் சூடு உச்சந்தலை ஏறி விடும். தாகத்துக்கும்...வெயிலின் வேகத்துக்கும் வேகத்தடை போடுவது மோர் என்றால் ஒன்ஸ் மோர் கேட்கும் சொல்லாடல்.

இஞ்சி துண்டுகள்.. கருவேப்பிலை சகிதம்... தாகம் தீர்க்கும் நீர் மோர்... சூடு தணிக்கும் கோப்பை மருந்து.

விஷயம்... இவைகளைத் தாண்டி மோர்க்குழம்பு பற்றியது.

மோர்க்குழம்பின் ருசிக்கு என்ன வடிவம் தருவதென்று தான் யோசனை. எல்லா ருசிக்கும் சொற்கள் உண்டா என்ன. வாய்க்குள் கவள சோற்றில் கலந்து கரையும் அதன்

சிறு புளிப்பும்... வாய் முழுக்க பரவி அமிழும் பெரும் அழுத்தமும்... அடுத்தடுத்த வாய்க்கு வேகம் கூட்டும். கவனித்து பாருங்கள். வாய் நிறைந்த உப்பலில்... மெல்லுவதும்... மெல்ல உள்ளே தள்ளுவதும்... மெய்ம்மறந்த வேலை. கூடுதல் கவனிப்பு தேவை. நல்ல பசியை வேக வேகமாய் ருசி ஆக்கி காட்டும் வல்லமை மோர்க்குழம்புக்கு உண்டு. பேருக்கு சாம்பார் வாங்கி விட்டு மோர்க்குழம்புக்கு தாவுதல்... நல்ல மெஸ்களின் மெஸ்மரிசம்.

பிசைவதற்கும் நேரம் தராத பிசுபிசுப்பு மினுங்கல்... கைகளில் தவழ.. அள்ளி அள்ளி வாய்க்குள் போடும் லாவகம்... அதுவாக கவனத்தோடு நடப்பது மோர்க்குழம்பு தியரி.

கெட்டி தயிரில் நீர் விட்டு கொஞ்சம் உப்பு போட்டு கடைந்தெடுக்க வேண்டும். வெண்ணை வெளியேறி விட்டாலே மோர் வந்தமர்ந்து கொள்வது அறிந்ததே. மோர் கடைவதே ஒன் மோர் சமாச்சாரம்தான். சரக் சரக் என திரும்ப திரும்ப செய்யும் ஒரே வேலை. ஆனால் பார்க்க பார்க்க அதில் இருக்கும் மேஜிக் மனதைக் கடையும். பார்க்க பார்க்க ஒன்று இன்னொன்றாக மாறும் அறிவியல் தத்துவத்தை போகிற போக்கில் கடைந்து காட்டி விடும் ஆதி கைகளை வியந்து பார்த்திருக்கிறேன்.

வெண்டைக்காயை வெட்டி போட்டு எண்ணெயில் நன்கு வதக்க...அதன் கொழ கொழ வழ வழ மறைந்து... சுருங்கி நறுக் நறுக்கென கடிக்கும் லாவகத்துக்கு வந்திட வேண்டும். அதுவரை வதக்கலுக்கு வெட்கம் கூடாது. வரக் வரக் சத்தத்தில் கமழும் வெண்டை வாசனை வீடலைய வேண்டும்.

வதங்கிய வெண்டையை எடுத்து தனியாக வைத்துக் கொண்டு.. பிறகு அதே வட சட்டியில் கடுகு... உளுந்தம்பருப்பு... கறி வேப்பிலை... சீரகம்... வரமிளகாய் எல்லாம் போட்டு நன்கு வறுக்க வேண்டும். அதன் வாசமும் கமகமக்க காத்திருக்கும் நாசிகளை அமர்க்களப் படுத்தும் விதமாக அமைய வேண்டும். அது ஓர் அமுதூற்றும் வேலை. பிறகு அதனோடு ஏற்கனவே வதக்கி வெளியே எடுத்து வைத்திருந்த வறுபட்ட வெண்டையை கலந்து மறுபடியும்

வறுக்க வேண்டும். முக்கால்வாசி சுவை கூட்டும் வேலை இப்போது. அதே நேரம் கொஞ்சம் தேங்காய்.... கொஞ்சம் சீரகம்... ஒரு பச்சைமிளகாய் எடுத்து மிக்சியில் போட்டு அரைத்து எடுத்து.... அதையும் அந்த வடசட்டியில் ஏற்கனவே இருக்கும் கலவைகளோடு சேர்த்து கலந்து விடுதல் வெந்து கொண்டிருக்கும் சுவைக்கு நிம்மதி.

இப்போது முழு சுவைக்கு முகாந்திரம்.... அதனோடு கொஞ்சம் மஞ்சள் தூள் தூவி... தேவையான அளவு நீர் விட்டு.... அளவான நெருப்பில் வேகுமாறு பார்த்துக் கொள்தல் தான்.

இறுதிக்கட்ட ருசியை உள்ளுணர்வோடு உணர... இனி...

வெந்தது உறுதியான பிறகு அடுப்பை அணை.

கடைந்து வைத்திருக்கும் மோரை எடுத்து அதில் கலந்து ஒரு கிளறு.

வேண்டுமென்றால் இன்னொரு கிளறு.

செய் செய்.

மோர் குழம்பு ரெடி.

மென் மஞ்சள் வண்ணத்தில் வெண்டைக்காய்... கறிவேப்பிலை... கூட வர மிளகாய் சகிதம் குண்டாவில் தேங்கி இருக்கும் மோர்க்குழம்பை பார்த்தாலே நாவூறும். சோறு தேடும்.

குதூகல குறிப்பு : எக்காரணம் கொண்டும் மோர்.... சட்டியில் இருக்கையில்... அடுப்பு எரிந்து கொண்டிருக்க கூடாது. மோர் திரி திரியாய் திரிந்து விடும்.

வெண்டைக்கு பதில் வாழைக்காயோ....வெள்ளை பூசணியோ அவரவர் தேர்வு.

மதிய சோற்றுக்கு மோர்க்குழம்பு மணமணக்க.... பிறகென்ன பசிக்கும் ருசிக்கும் போட்டி தான். வயிறு நிறைந்த கணத்தில் வந்தமரும்... மதிய நேர மயக்கம்... திண்ணை உள்ளோருக்கு வரம். கூட கொஞ்சம் வேப்ப மர காற்றும் கிடைத்து விட்டால் வாழும் போதே சொர்க்கம்.

20. கட்டு கீரை எடு - கொண்டாடு

- கவிஜி

"என்ன குழம்பு வெச்ச பெரிம்மா....?" என்று பத்மினிக்கா வரும் போதே கையில் கிண்ணம் வைத்திருக்கும். கண்ணில் மதிய குழம்புக்கு எண்ணம் வைத்திருக்கும்.

"என்ன குழம்பு... காலைல காட்டுலருந்து கொஞ்சம் கீரை பொறிச்சிட்டு வந்தேன். கொஞ்சம் பருப்பு போட்டு நாலு மொளகாய போட்டு கடைஞ்சேன்" என்று சொல்லி அந்த ஞாயிறை மணக்க செய்யும் பாட்டி. பார்த்து பார்த்து பக்குவமாய் செய்யும் நாளை விட அவசர கதியில் அப்பிடி போகிற போக்கில் செய்யும் கீரை குழம்பில் சுவை கூடிவிடுவது ஒவ்வொரு முறையும் நிகழுவது. ஒரு முறையாவது உங்களுக்கும் நிகழ்ந்திருக்கலாம்.

சிறு வயதில் இருந்தே எந்த கீரையையும் நான் ஒதுக்கியது இல்லை. மாறாக ஒவ்வொரு கீரையும் குழம்பாகவோ பொரியலாகவோ கிடைக்கும் போது... அந்த கீரையின் பெயரை தெரிந்து கொள்ள விரும்புவேன்.

"இது என்ன கீர மாமா..."

"இது எப்பிடி செவப்பு கலர்ல இருக்கு பாட்டி..."

"இது ஏன் இப்பிடி மடங்கி மடங்கி இருக்கு தாத்தா...."

கீரை கேள்விகள் கோர தாண்டவம் ஆடும். அதுவும் சிவப்பு வண்ண கீரை கண்டால் கண்களில் ஒளி கூடும். கவனத்தில் வண்ணம் கூடும்.பருப்பு கீரையை கடைவதாகட்டும்.... சிறுகீரையை சில போது கடைவது....சில போது பொரிப்பது...... அரைக்கீரையும் அப்படித்தான். பள பள சோற்றோடு பக்குவத்தில் பரிமாறப்படுகையில்...நிச்சயம் இரண்டு கவளம் சேர்ந்து உண்பது உறுதி. முளைக்கீரை கூட்டு.... தண்டு கீரை பொரியல்... எல்லாமே அதனதன் தனித்துவத்தோடு தட்டு நடுவே தக தகவென மின்னுகையில்... தானாக பசி வந்து நானாக தின்று தீர்க்கும்.

பாலக்கீரை குழம்பு... சோற்றோடு பிசைகையில் கையில் மாட்டாமல் நழுவும் அதன் போக்கிற்கு உடன்பட்டு... கைக்-

கும் வாய்க்குமான இடைவெளி குறைகையில்... வெகு அருகே சுவை அறிய கிடைத்த வாய்ப்பு அது. சுவையை.... உணர்வது தாண்டி கீரைக்குழம்பில் பார்க்க முடியும் என்று நம்புகிறேன். கொத்தாக மாட்டிக் கொண்டு வரும் கீரை குழம்பின் வடிவத்தில் இருக்கும் மினுங்கல் பார்த்தாலே பரவசம்.

மணத்தக்காளி அல்லது குட்டித் தக்காளி கீரையில் பொரியலும் செய்யலாம் துவையலும் செய்யலாம். அந்த சிறு கசப்பிலும் தனி சுவை காணலாம். முட்டையோடு பொரிக்கையில்... நறுக் நறுக் கொஞ்சம் சமாதானம் ஆகும். பொதுவாகவே கீரைகள் உடம்புக்கு வலு ஊட்டக்கூடியவை. மணத்தக்காளி வாய்ப்புண்... வயிற்று புண் என்று எல்லாவற்றையும் ஆற்றி விடும் வல்லமை கொண்டவை. இரும்பு சத்து.... இலகு சத்து என கீரைகளின் தத்துவம்.... மானுடத்தின் வழி வழியான உடன்போக்கு.

முருங்கை கீரையைப் பொரிக்கலாம். பருப்போடு போட்டு குழம்பு வைக்கலாம். ஏன் சூப் கூட ருசி தான். தண்ணீராக சொட்டும் குழம்பில் கைக்குள் அடங்காத சுவை வாய்க்குள் சுழலும். நல்லெண்ணெய் ஊற்றி பொரிக்கையில்... நாவுக்கினிய நல் நாளென அந்த நாள்.

ஒவ்வொரு கீரையிலும் ஒவ்வொரு ருசி. ருசியெல்லாம் பசி தீர்த்து பலம் சேர்க்க... கீரைகளின் வழியே வீரம் பேசலாம். கட்டு கீரை பொரியலோடு கொஞ்சமே கொஞ்சம் சோறு போட்டு பிசைந்து தின்ன தின்ன அது ஒரு பசி நேர ஆகச் சிறந்த அனுபவம். வயிற்று சிக்கல் நாளில் செய்து பாருங்கள். சிக்கெடுக்கும். கீரையோடு சிறு சிறு தண்டு துண்டுகள் கடிப்பதற்கு நன்றாக இருக்கும். சோற்றோடு பிசைகையில் இருக்கும் பிசுபிசுப்பு இன்னும் இன்னும் ருசி கூட்டுவது எனக்கு மட்டுமா. எல்லாருக்குமா.

கீரைக்கட்டை பார்க்கும் போதே பச்சையம் பூத்த ஆச்சரியம் வந்து விடும். எப்படி தனித்தனியாக வேறு வேறு சுவையோடு... இருக்கிறது என்ற ஆர்வம் எப்போதும் இருக்கிறது. இலை இலையாய்.... இந்த பூமி வார்த்தெடுத்த

பூங்கொத்துகளாய் எத்தனை அதிசயம் இல்லையா. மண்ணிலிருந்து வரும் மகத்துவம் பெரிதினும் பெரிது. மண்ணை கும்பிடுதல் பண்பாடு.

இதில் இன்னொரு விஷத்தை கவனித்து பார்த்தால்.... பாட்டிக்கு ஊசி கோர்க்க கண்கள் உதவாது. ஆனால்.. சரியாக களையை பிரித்தெடுக்கும். நமக்கு களை எது இலை எது என்று இன்று வரை சந்தேகம் தான். ஆனால்.... பாட்டிக்கு... விரல்களில் கண்கள் இருக்கும். பார்த்த மாத்திரத்தில் இது இன்ன கீரை என்று சொல்லி விடும் அந்த பழுப்புக் கண்களை நான் ஆச்சரியம் குறையாமல் இன்று வரை யோசிக்கிறேன். கீரை ஆய்வதே பெரும் கலை. பேச்சு பேச்சாக இருக்கும். ஆனாலும் கால் நீட்டி அமர்ந்தபடி நடக்கின்ற வேலை சுத்தமாக இருக்கும். விரல்களில் வித்தை காணலாம். தண்டு இந்த பக்கம்... களை இந்த பக்கம்... கீரை இலை முறத்தில். பல்கலைக்கழக பயிற்சி.

"கீ....ரை..... கீ......ரே...." என்று கூடையில் கொண்டு வரும் பாட்டிமார்கள் ஆகட்டும்... டிவிஎஸ்-ல் கூடை கட்டி வரும் முதிர்ந்த மனிதர்கள் ஆகட்டும்.. மனதுக்குள் தென்றல் அடிக்க மெல்ல எட்டி பார்த்து வேடிக்கை தான் நமக்கு. கீரையின் பச்சை வாசத்தில் ஒரு நெருக்கம் உணரலாம். காடுள்ள மனதில் வீசும் பால்ய காற்றென நம்புகிறேன்.

ஊரில் "சேமங்கீரை" என்றொரு வகை கீரை இருக்கிறது.

கிட்டதட்ட சேற்றில் தான் முளைத்திருக்கும். படர்ந்து தாமரை இலை போல நீண்டு வட்டமடித்து.... மடமடவென காற்றாடியாய் அசைந்தபடி இருக்கும். வட்ட முனையில் வந்து போயி இருக்கும் சிறு வளைவுகளை பார்க்கும் போதே புளிக்கும். புளிச்ச கீரை என்று இன்னொரு பெயரும் உண்டு. கடைந்து வைத்து விட்டால்... அன்றைக்கு சுவை. அடுத்த நாளுக்கு ஆஹாஹா சுவை. ஒரு கரண்டி குழம்புக்கு ஒரு தட்டு சோறு காலி ஆகும்.

பள்ளி விட்டு மதியம் ஓடோடி வந்தால்... சோற்றை சேமங்கீரையோடு பிசைந்தபடி பாட்டி நிற்கும் கோலமே ஒரு கீரை செடி வளர்ந்து காத்திருப்பது போல தான் இருக்கும்.

சப்பு கொட்டி அந்த புளிப்பு சுவை முகத்தில் படர...தின்று ஏப்பம் விடுகையில்... அன்றைய பசி அதோடு காலி. சட்டியில் மிச்சம் மீதி என ஒட்டி கிடக்கும் சேமங்கீரை குழம்பில் சோற்றை போட்டு சட்டியோடு பிசைவது அப்பப்பா.... அப்படி கிடைக்கும் ஒவ்வொரு உருண்டையிலும் உயிர் வாழ்ந்ததை இப்போது உணர்கிறேன். ஒரு வாய் முழுங்க முழுங்கவே இன்னொரு வாய்க்கு வாயை நீட்டிய காட்சி... மூச்சு பிடித்து இன்னமும் நெஞ்சத்தில் மெல்லுகிறது.

வேதமென கொள். உடலே உயிர். உடலே உலகம். வாரக் கட்டில் கீரைக் கட்டிருந்தால்... உடல் கட்டில் தளர்வேது.

21. தக்காளி சோறு

ஏழைகளின் ஆப்பிள் தக்காளி என்பார்கள். ஏழைகளின் பிரியாணி தக்காளி சோறு என்றும் சொல்லலாம்.

போகிற போக்கில் நாலு வாய் சோற்றை அள்ளி வயிற்றில் போட்டுக் கொண்டு வேலையை பார்க்க போய் விடும் உழைக்கும் கரங்களில் பெரும்பாலும் தக்காளி சோறு பொட்டலம் கமகமக்கும் என்றால் மிகை என்று யாரும் சொல்ல இயலாது.

வறுமை கோட்டுக்கு கீழே இருப்போர்.. பெரும்பாலும் தேர்வு செய்வது தக்காளி சோறு தான். உடல் உழைப்பை கொட்டுவோர் தள்ளுவண்டி கடையில் 25 ரூபாய்க்கு சாப்பிட... கை நீட்டுவது பெரும்பாலும் தக்காளி சோறு பொட்டலத்தை நோக்கி தான். விலையும் குறைவு. வயிறும் நிறையும். ருசி... சில கடைகளில் பிரியாணியை தாண்டி விடும். ஒரு கட்டத்தில் தக்காளி பிரியாணி என்று கூட ஒரு வடிவத்துக்கு அவர்கள் தாவினார்கள்.தக்காளி சோற்றுக்கு அதன் நிறம் தான் ஈர்ப்பு. சிவப்பு வண்ணம் தூவிய தக்காளி சோற்றில்... சின்ன வயிறுகள் பசி ஆறுவதை மதிய நேர நகர வலம் படம் பிடித்து காட்டும். இன்று காசு கம்மியாக இருக்கிறது என்று யோசிக்கும் எந்த கைகளும் தக்-

காளி சோற்றை நோக்கியே நீளும். எப்போதும் காசு கம்மி-யாக இருக்கும் கைகளும் தக்காளி சோற்றை நோக்கி தான் நீளும்.

இன்றும் கூட பெரும்பாலைய பட்ஜெட் பேச்சிலர்களின் இரவு உணவு தக்காளி சோறு தான். நேரமும் குறைவு. செய்யும் முறையும் எளிது. செலவும் கைக்கடக்கம். போன் பேசிக்கொண்டே கிண்டி விட முடியும்.

நானெல்லாம் கல்லூரி காலம் முழுக்க மதிய சோறாக தக்காளி சோறு தான் கொண்டு போயிருக்கிறேன். பிடித்தது பிடிக்காதது எல்லாம் தாண்டி அதில் ஒரு சிக்கனம் இருக்-கிறது. ஒரு வசதி இருக்கிறது. சட்டென ஒரு தக்காளியைப் போட்டு சேர்க்க வேண்டிய சமாச்சாரங்களை சேர்த்து சுடு சோற்றை கலந்து கிண்டி டிபன் பாக்ஸில் அடைத்து போய்க் கொண்டே இருக்கலாம். மிஞ்சிய சோற்றை தக்காளி சோறாக்கி இரவு உண்பதும் பெரும்பாலும் இயல்பான வீடு-களின் நிலவரம் தான். பள்ளி நாட்களில் தின்பண்டம் இல்-லாத போது தக்காளி சோறு செஞ்சு சுட சுட தரும் பாட்டி சனி மதியத்தை இனிக்க செய்திருக்கிறது.

ஒரு காலத்தில் மதிய சோற்றுக்கான இலக்கணம் தக்-காளி சோற்றில் தான் இருந்தது. அதனோடு புளி சோறு.. தயிர் சோறு... லெமன் சோறு என்று இருந்து அதன் நீட்-சியில் குழம்பு ரசம் என ஆகி...அடுத்த கட்ட பாய்ச்சலாக பிரியாணி வரை நீண்டு காய் சோறு... வறுத்த சோறு என்று லன்ச் பாக்ஸ்கள் சிறகு முளைத்து திரிய தொடங்கின. மரம் எதுவாக வேண்டுமானாலும் இருக்கலாம். விதை தக்காளி சோறு போட்டது. 90 களின் டிபன் பாக்ஸ்கள் பெரும்பாலும் தக்காளி சோற்றால் தான் நிரம்பி இருக்கும். வீட்டில் உள்-ளோருக்கும் வேலை சுளுவாய் முடியும். கொண்டு போவோ-ருக்கும்.... தூக்கி போவதற்கோ.... எடுத்து உண்பதற்கோ... என்னவோ ஒரு வகை வசதி. போர் அடிக்காமல் இருக்-காது. ஆனாலும்... வாரத்தில் மூன்று நாள் தக்காளி சோறு தான். திரும்பவும் வார்த்தை அதை ஈஸி... சுலபம்... மதி-யம் டிபன் பாக்ஸுக்குள்ளயே வைத்து சாப்பிட வசதி என்று

தான் வட்டமிடுகிறது.

என் தோழி ஒருவர் சொல்வார்.

என்ன சாப்பாடு என்றால்.. "இன்னைக்கு தக்கோளி ஸ்சோப்பா...ட்..." என்று அழுத்தம் திருத்தமாய்.. ஆசை நேசத்தோடு வயிறு முட்ட சாப்பிட்ட திருப்தியோடு கூறு-வார். எனக்கு சிரிப்பாக இருக்கும். அதே நேரம் ஆச்சரி-யமாக இருக்கும். என்ன ஒரு ஈடுபாடு இருந்தால்... இப்-படி ஒரு வாக்கிய சுவை வெளிவரும். தக்காளி சோறு எந்த சோற்றுக்கும் குறைந்தது இல்லை என்ற தத்துவத்தை போகிற போக்கில் பேச்சு வாக்கில் நாம் புரிந்து கொள்ள முடியும். அதுவும் ஞாயிறு மதியம் சொல்வார். முதலில் திகைத்தாலும்... செய்வோர் செய்தால்... செயல் எதுவாக இருந்தாலும் செம்மை பூக்கும். தக்காளி சோறு என்ன விதி விலக்கா. கை பக்குவத்தில் ருசி கூட்டி தக்காளி சோற்றில் வீட்டையே மலர்த்தி விடும் கைகளுக்கு... தக்காளி தோலில் வளையல் செய்து மாட்டலாம். தக்காளி சாறை முகம் பூசி மலர்த்தலாம்.

தக்காளி சோறே கூட வீட்டுக்கு வீடு சுவை மாறும். அதே தக்காளி தான். அதே அரிசி தான். ஆனால் ருசி மாறி விடும். நம் வீட்டு தக்காளி சோற்றை விட அடுத்த வீட்டு தக்காளி சோறு இன்னும் ஈர்க்கும். கவனித்திருக்கி-றீர்களா.

தக்காளி சோற்றில் எனக்கு பிரச்சனையாக இருப்பது அவ்வப்போது சுருண்டு வரும் தக்காளி தோலை எடுத்தெ-டுத்து ஒதுக்கி கொண்டே சாப்பிடுவதுதான். மற்றபடி மற்ற சோறு நாளை விட தக்காளி சோறு நாளில் ஒரு பிடி அதி-கம் உண்பது இயல்பாகவே இருக்கிறது. எழுதுவதால் சொல்-லவில்லை. நிகழ்ந்தவைகளையே எழுதுகிறேன்.

மஞ்சள் போடாமல் செய்யும் தக்காளி சோறு... பார்த்-ததும் பிடித்து விடும். அந்த சிவப்பு படரும் வண்ணத்தில் வெள்ளை கலந்த அளவு... ருசி ஏற்றுவதாக நம்புகிறேன். தக்காளி சோறு சுட சுட சாப்பிட்டாலும் சூப்பர் தான். காலையில் டிபனில் அடைத்து மதியம் உண்டாலும் உற்சா-

கம் தான். தொட்டுக்க என்ன வேண்டுமானாலும் கொள்ளலாம். கொஞ்சம் ஊறுகாய் இருந்தால் போதும். அல்லது கொஞ்சம் வடகம் இருந்தால் போதும். காய் பொரியல் எது ஒன்றுக்கும் ஒத்து போகும் தான். கொஞ்சம் குழைந்த சோறாக இருக்கும் பட்சத்தில் ஆஹா ரகம் எனக்கு.

கறிக்குழம்பில் அட்டகாசம் செய்வோர் கூட தக்காளி சோறு செய்ய முடியாமல் தத்தளிப்பார்கள். தக்காளி சோறு தானே என்று இளக்காரம் கூடாது என்பதற்கான மட்டையடி அது.

பிரியாணிக்கு போடுவதெல்லாம் போட்டு செய்யும் தக்காளி சோறு மணம் கூடி மனம் நிறைக்கும் என்றால்... எந்த மதியமாவது வாய்க்கப் பெறுங்கள். சின்ன சின்ன அன்பில் தானே சொர்க்கம் இருக்கு என்பது போல சின்ன சின்ன உணவில் கூட திருப்தி இருக்கு என்றும் சொல்லலாம். ஆயிரம் ருசி மொட்டுகளை உடைய நாவு தக்காளி சோற்றையும் ருசித்து ரசிக்கிறது என்றால் அதுவும் ஆயிரத்தில் ஒன்று தானே.

பெரும்பாலான விளிம்பு நிலை பயணிகளின் மதிய உணவு... தக்காளி சோறு தான். வாங்கி படபடவென தின்று விட்டு போய்க்கொண்டே இருப்பான். இன்னும் சிலர் பேருந்தில் கூட பொட்டலத்தை மெல்ல திறந்து அவக் அவக்கென உண்பதை பார்த்திருக்கிறேன். எல்லாம் அரை ஜான் வயிறுக்கு தானே. எல்லாம் எல்லாம் பசி எனும் பேராயுதம் கொண்ட யுத்தத்துக்கு தானே. மரத்தடியே அமர்ந்து உண்பவனை கவனியுங்கள். தக்காளி சாதமும் தயிர் சாதமும் தான் இரு சிறு பொட்டலங்களாக இருக்கும். திட்டமிட்ட காசு வழியே நிகழும் சுற்றுலாவாசிகளின் தேர்வு தக்காளி சோறு தான். இப்போது தக்காளி பிரியாணி என்று வேண்டுமானாலும் அதன் பெயர் மாறி இருக்கலாம். ஆனால் அதன் ஆணிவேர் தக்காளி சோற்றின் தத்ரூபத்தில் தான் இருக்கிறது.

ஆப்பிள் தக்காளி நாட்டு தக்காளி என்று அதனதன் வகையில் அதனதன் சுவை சோற்றில் ஊரும். தக்காளி

சோற்றின் வடிவத்தை இலையில் பார்ப்பதை விட டிபன் பாக்ஸில் பார்க்கையில் தக்காளி சோற்றின் திருப்தியை உணர முடியும். உணர்ந்தவன் கூறுகிறேன்.

www.ingramcontent.com/pod-product-compliance
Lightning Source LLC
Chambersburg PA
CBHW041646200526
45172CB00022BA/1281
9781639203048